So nutzen Sie die Tabelle richtig

Die Low-Carb-Ampel gibt Ihnen einen Überblick über 2 600 Lebensmittel, Getränke, Speisen und Fertigprodukte in den üblichen Verzehrsportionen. Die Tabelle ist für alle Menschen gut geeignet, die einen Eindruck über den Kohlenhydrat- bzw. Zuckergehalt von Lebensmitteln erhalten möchten.

Generell gilt:

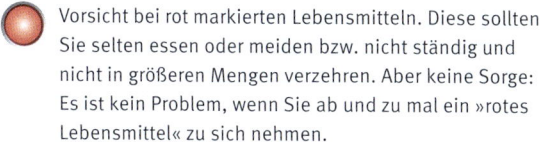

Vorsicht bei rot markierten Lebensmitteln. Diese sollten Sie selten essen oder meiden bzw. nicht ständig und nicht in größeren Mengen verzehren. Aber keine Sorge: Es ist kein Problem, wenn Sie ab und zu mal ein »rotes Lebensmittel« zu sich nehmen.

Die gelb markierten Lebensmittel gelten als »neutral«. Daher können Sie diese Lebensmittel in der angegebenen Portion essen. Aber essen Sie davon nicht zu häufig und nicht zu viel.

Der grüne Punkt signalisiert, dass Sie diese Lebensmittel in der angegebenen Portion unbesorgt und regelmäßig essen können. Der Tag sollte möglichst viele »grüne Lebensmittel« aufweisen.

In der Tabelle sind folgende Angaben enthalten:

Lebensmittel, Portionsmenge in Gramm (g), Kalorien pro Portion, Kohlenhydratgehalt in Gramm (g), Saccharosegehalt in Gramm (g), GLYX-Faktor sowie Sattfaktor.

Nähere Informationen zu den Angaben in der Tabelle erfahren Sie im Theorieteil.

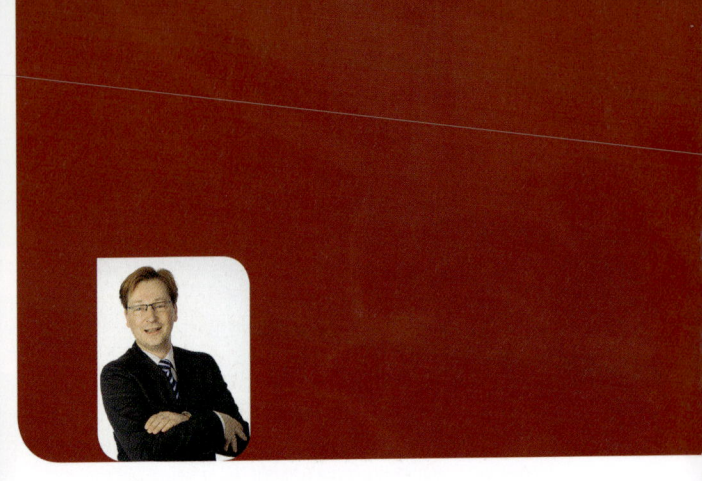

Dr. h.c. Sven-David Müller lebt für das Thema Ernährung. Sein Berufsweg wurde maßgeblich durch seine Erkrankung an Diabetes mellitus (Typ 1) geprägt. Nach seinen Ausbildungen zum staatlich anerkannten Diätassistenten und Diabetesberater folgte ein Studium der angewandten Ernährungsmedizin (Applied Nutritional Medicine, MSc.). Seit über 25 Jahren ist er in Beratung und Wissenschaft tätig. Als »Sherlock Food« klärt er nicht nur über Ernährungsmythen auf, sondern ist auch Autor von mehr als 170 populärwissenschaftlichen Sach- und Fachbüchern. Für seine Tätigkeit in der Ernährungsaufklärung wurde er 2005 mit dem Bundesverdienstkreuz ausgezeichnet, 2013 erhielt er den Ehrendoktor-Titel und 2014 wurde ihm die Ehrenmedaille für Wissenschaft und Kunst der Albert Schweitzer Gesellschaft verliehen. Sven-David Müller ist 1. Vorsitzender des Deutschen Kompetenzzentrums Gesundheitsförderung und Diätetik und leitet seine eigene Praxis sowie das Zentrum für Ernährungskommunikation, Diätberatung und Gesundheitspublizistik (ZEK).

Dr. h.c. Sven-David Müller

Low-Carb-Ampel

Auf einen Blick: Kohlenhydrate von über
2 600 Lebensmitteln

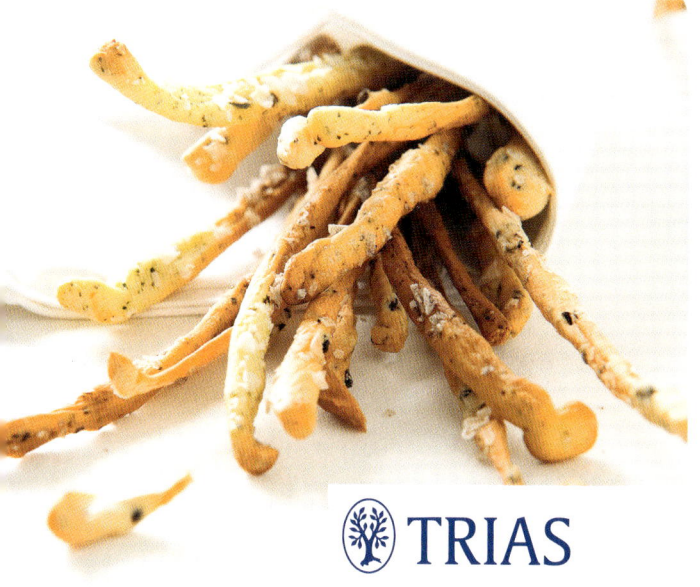

TRIAS

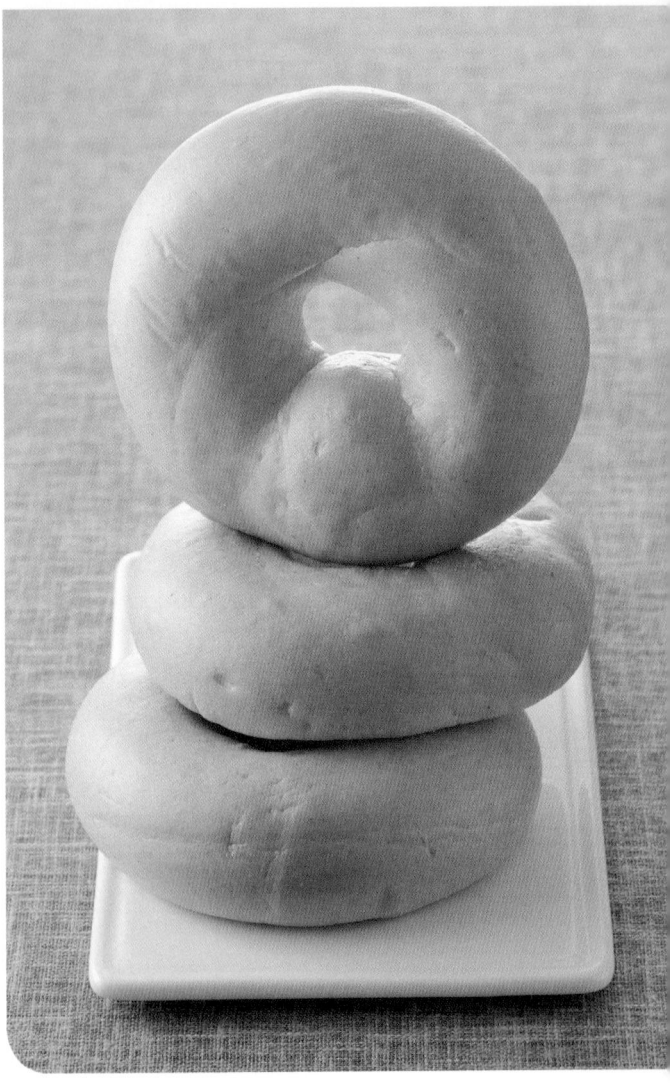

Liebe Leserinnen und Leser

In den letzten Jahren haben sich die Empfehlungen zur Bekämpfung von Übergewicht und zur gesunden Ernährungs- bzw. Lebensweise deutlich verändert. Fett ist nicht mehr der Übeltäter und Kohlenhydrate sind nicht mehr automatisch das Nonplusultra. Wer abnehmen möchte, muss nicht mehr grundsätzlich auf eine fettarme und kohlenhydratreiche Kost, also eine »Low-Fat-Diät«, setzen.

In der Zwischenzeit hat ein regelrechter Paradigmenwechsel stattgefunden. Dieser ist nicht als Humbug oder Modeerscheinung anzusehen, sondern wissenschaftlich fundiert. Diätassistenten und Ernährungsmediziner konnten feststellen, dass die viel propagierte Low-Fat-Ernährungsweise nicht immer in der Lage ist, die Übergewichtsproblematik tatsächlich zu lösen. Heute ist klar, dass eine kalorienreduzierte, relativ fettreiche – aber kohlenhydratarme – Kost mannigfaltige positive Effekte auf die Gesundheit hat. Außerdem kann eine solche Ernährungsweise auch beim Abnehmen helfen – und dies ist für viele Menschen ein sehr wichtiger Aspekt.

Fehl- und Überernährung, Bewegungsmangel und ernährungs(mit)bedingte Erkrankungen wie Übergewicht, Adipositas, Diabetes mellitus Typ 2, Bluthochdruck und Fettstoffwechselstörungen bedrohen die Gesundheit. Besonders die Ernährung ist bei der Gesunderhaltung, der Gewichtsnormalisierung und der Behandlung vieler Leiden von großer Bedeutung. Trotzdem schöpft kaum ein Mensch (auch viele Mediziner nicht) die vielfältigen Möglichkeiten der Ernährungsmedizin und der angewandten Diätetik hinreichend aus. Aber: Mehr Ernährungsmedizin tut not! Denn die Zahlen sind besorgniserregend: Der Anteil der Übergewichtigen in der gesamten Bevölkerung steigt immer weiter und auch Deutschland könnte mit Fug und Recht in »Dickland« umbenannt werden.

Die Weltgesundheitsorganisation (WHO) spricht im Rahmen der Übergewichtsproblematik von einer globalen Epidemie in den reichen Industrienationen. Im Jahr 2000 definierte die WHO Übergewicht als einzelnstehende chronische Krankheit, der man mit einer »idealen Diät« zu Leibe rücken kann und soll.

Als eine solche ideale Diät kann auch die Low-Carb-Kost angesehen werden. Und damit ist nicht nur die allseits bekannte Atkins-Diät gemeint, die durch ihre Zusammensetzung die Gesundheit sogar schädigen kann. Nein – inzwischen haben sich die Low-Carb-Kostformen weiterentwickelt und können durch und durch als gesundheitsförderlich betrachtet werden.

Dr. Robert Atkins, Begründer der Atkins-Diät, lag 1972 mit seiner Grundidee einer kohlenhydratreduzierten Ernährungsweise, die vornehmlich auf Eiweiß und Fett setzt, zwar richtig, aber in der Vergangenheit ging es dabei einzig und allein um eine Einschränkung der Kohlenhydratzufuhr. Nur reicht das aber für eine gesunde Ernährungsweise nicht aus. Es ist außerdem wichtig, auf den glykämischen Index (GLYX und GI) und die glykämische Last (GL) zu achten.

Wer eine Low-Carb-Ernährungsweise einhalten möchte, muss vor Risiken und Nebenwirkungen keine Angst haben. Ich habe diesen kleinen praktischen Ratgeber für Sie ausgearbeitet, um Ihnen zu zeigen, wie Sie sich im Rahmen einer solchen Kost gesundheitsbewusst und ausgewogen ernähren können. Die umfangreiche Tabelle gibt Ihnen einen Überblick, wie viele Kohlenhydrate in den einzelnen Lebensmitteln stecken. Dabei bewahrt Sie dieser alltagstaugliche Helfer, der auch gut in jede Hand- und Mantel- oder Sakkotasche passt, weitgehend vor mühsamer Rechnerei, denn alle Lebensmittel habe ich für Sie schon auf haushaltsübliche Portionen umgerechnet.

Die Low-Carb-Ampel macht es Ihnen ganz leicht. Sie sehen schnell, welchen Lebensmitteln und Gerichten welche Ampelfarben zugeordnet werden, also wann es heißt: Stopp, bremsen oder freie Fahrt. Sie sollten stets darauf achten, auf kohlenhydratreiche Lebensmittel zu verzichten und Ihr Kohlenhydratkonto nicht zu überziehen. Je mehr »grüne« Lebensmittel Sie in Ihren Speiseplan einbauen, desto besser. Damit es aber nicht ganz so dogmatisch wird und auch realistisch bzw. alltagstauglich bleibt, können Sie die Lebensmittel so miteinander kombinieren, dass Sie durchschnittlich ein Gelb erhalten.

Dieser Ratgeber ist für alle Menschen geeignet, die auf Zucker verzichten oder die Zuckeraufnahme in Grenzen halten möchten, die schnell und dauerhaft, also ohne Jo-Jo-Effekt, Gewicht verlieren wollen oder müssen, sowie natürlich für Personen, die an ernährungsbedingten Erkrankungen leiden und diese in den Griff bekommen wollen.

Seien Sie unbesorgt: Auf Genuss müssen Sie deshalb noch lange nicht verzichten! Machen Sie die Low-Carb-Ampel zu Ihrem täglichen Begleiter auf dem Weg zu einer schlanken Linie sowie mehr Gesundheit und Wohlbefinden. Ich wünsche Ihnen viel Erfolg bei Ihrer Ernährungsumstellung, beim Abnehmen oder Gewichthalten!

Ihr

Dr. h.c. Sven-David Müller, MSc.
Staatlich anerkannter Diätassistent
Diabetesberater der Deutschen Diabetes Gesellschaft
Master of Science (MSc.) in Applied Nutritional Medicine (Angewandte Ernährungsmedizin)

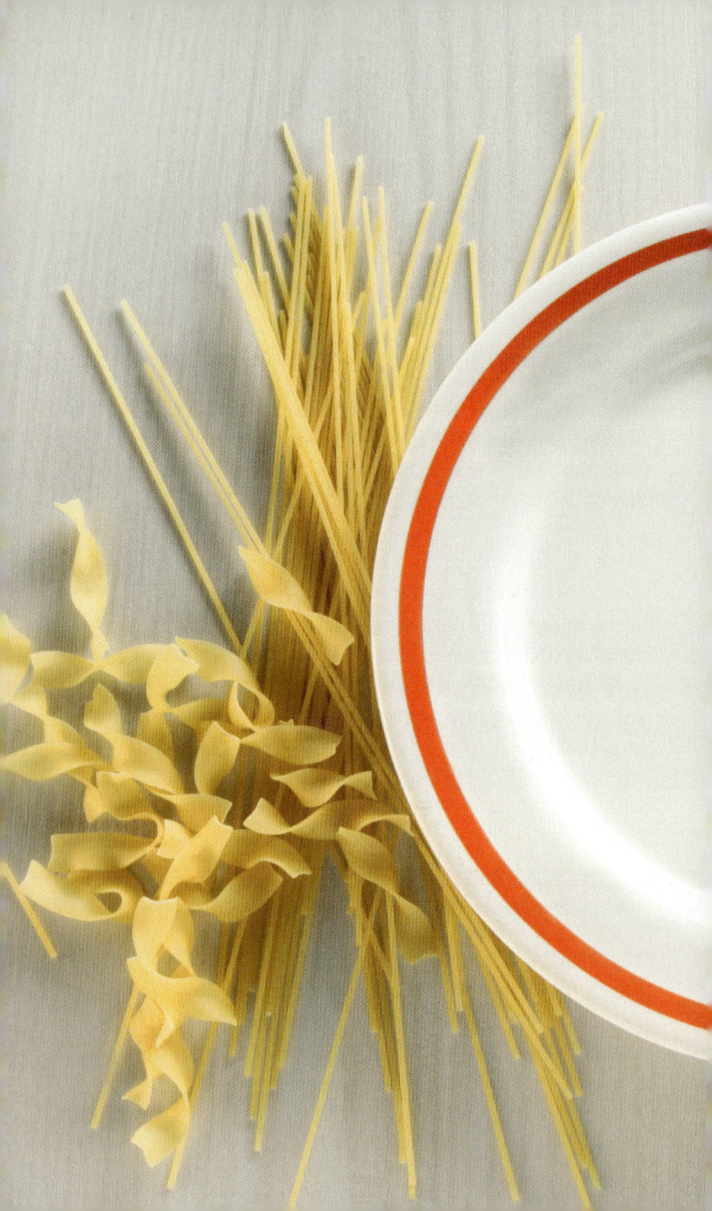

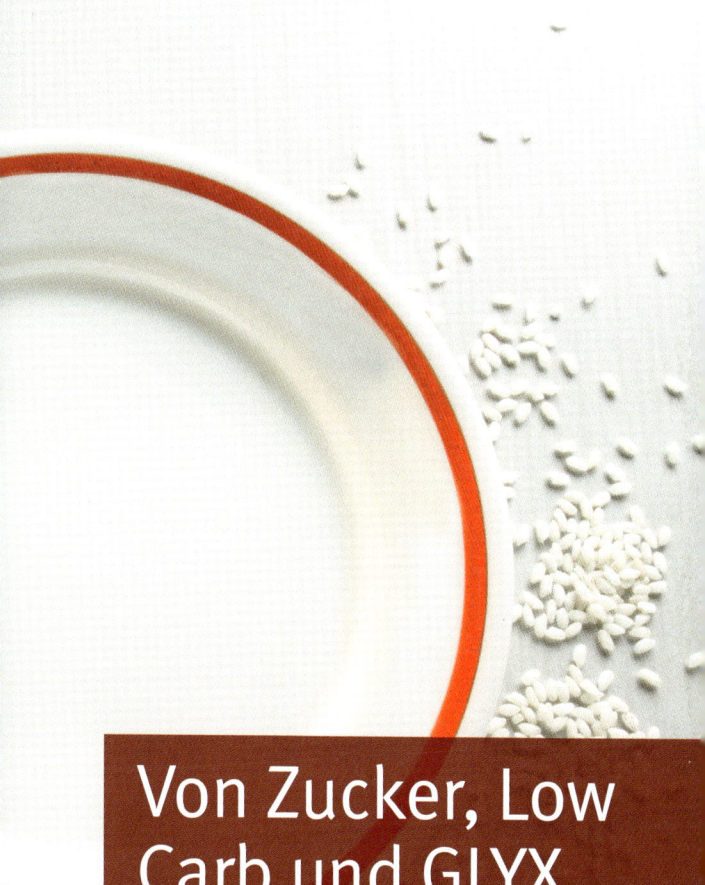

Von Zucker, Low Carb und GLYX

Low carb = weniger Kohlenhydrate. Klingt einfach, ist es auch – wenn man versteht, was es mit GLYX und Co. auf sich hat.

Was genau ist Low Carb?

Low Carb boomt und das ist auch richtig so, denn Studien beweisen, dass es sinnvoll sein kann, weniger Kohlenhydrate aufzunehmen.

Der englische Begriff »Low Carb« bedeutet Kohlenhydratminimierung. »Carb« ist die Abkürzung für Carbohydrates, also Kohlenhydrate, »Low« heißt nichts anderes als wenig, niedrig oder gering. Besonders beliebt ist Low Carb bei Reduktionsdiäten. Wissenschaftlich ist eindeutig bestätigt, dass eine kalorienreduzierte »Low-Carb-Diät« das Körpergewicht effektiv senken kann. Gleichzeitig kann diese Kostform bestimmten Krankheiten vorbeugen und zu einer Heilung oder Linderung beitragen. Eine kohlenhydratarme und damit einhergehend relativ fettreiche Ernährungsweise im Rahmen einer sinnvoll zusammengesetzten Kost kann sehr gesund sein. Das zeigt sich auch darin, dass die medizinischen Fachgesellschaften inzwischen in ihren Empfehlungen bei bestimmten Erkrankungen neben den klassischen kohlenhydratreichen auch kohlenhydratarme Kostformen aufführen. Ja – Ärzte, Ernährungswissenschaftler und Diätassistenten

empfehlen die kohlenhydratarme bzw. -reduzierte Ernährungsweise im Sinne einer »Low-Carb-Kost«.

Eine Vielzahl von Studien zeigt, dass insbesondere zu Beginn einer Gewichtsreduktion eine kalorienreduzierte Low-Carb-Diät rascher zum Erfolg führt. Dies liegt unter anderem daran, dass der menschliche Körper beim Aufbau der lebenswichtigen Glukose (Traubenzucker) aus anderen Nahrungsbestandteilen im Rahmen der sogenannten Glukoneogenese viel Energie verbraucht. Zwar zeigen die meisten Studien auch, dass nach sechs bis zwölf Monaten Low-Carb-Diäten nicht effektiver sind als die herkömmlichen Low-Fat-Diäten, aber in Low Carb steckt noch viel mehr: Eine kohlenhydratarme Ernährungsweise führt zu einer schnellen Blutzuckersenkung und einer Reduktion des Insulinspiegels und beugt so (Heiß-) Hungerattacken vor. Die gute und früh einsetzende

Ein paar Zahlen und Fakten

Deutschland wird zum »Dickland«: Bereits 25 Prozent aller in Deutschland lebenden Kinder und Jugendlichen sind übergewichtig, so die neuesten Studienergebnisse. Bei den erwachsenen Männern sind es »runde« 65 Prozent und bei den Frauen sieht es auch nicht viel besser aus: ca. 55 Prozent haben einen Body-Mass-Index (BMI) › 25. Als adipös, also krankhaft übergewichtig (BMI › 30), gilt bereits jeder Fünfte und fast eine Million Deutsche sind mit einem BMI über 40 sogar extrem fettsüchtig und damit regelrecht lebensbedrohlich gefährdet.

Sättigung wird vor allem durch den hohen Eiweißgehalt der Low-Carb-Kost hervorgerufen. Außerdem wird der Blutdruck gesenkt und die Blutfettwerte positiv beeinflusst. Wer mit herkömmlichen Diäten keine Abnehm-Erfolge hatte, sollte es in jedem Falle mit einer Low-Carb-Diät versuchen. Viele Menschen schaffen es damit endlich Gewicht zu verlieren und bestehende Stoffwechselprobleme zu lindern.

Die Low-Carb-Ernährung eignet sich nicht nur für kurze (Abnehm-)Phasen, sondern auch bestens als Dauerkostform – zumindest für Erwachsene. Aus wissenschaftlicher Sicht sollten Kinder und Jugendliche hingegen auf eine Low-Carb-Diät verzichten, da es nicht ausreichend Studien gibt, die die Unbedenklichkeit nachweisen. Auch sollten Schwangere und Stillende keine Low-Carb-Diät durchführen. In jedem Fall ist eine Low-Carb-Ernährung aber besser als einseitige Crashkuren, Nulldiät oder Heilfasten.

Kohlenhydrate im Überblick

Wenn Sie den Kohlenhydratgehalt Ihrer Ernährung einschränken möchten oder müssen, ist es hilfreich, sich zunächst ein wenig Basis-Wissen anzueignen. Daher finden Sie im Folgenden die wichtigsten Informationen kurz und knackig zusammengefasst.

Kohlenhydrate (auch Saccharide) zählen neben Eiweiß (Protein) und Fett (Lipide) zur Klasse der sogenannten Makro- bzw. Hauptnährstoffe, die vor allem als Energielieferanten dienen. Alle Kohlenhydrate setzen sich – mal mehr, mal weniger komplex – aus Einfachzuckern (Monosacchariden) zusammen und werden während der Verdauung auch wieder zu solchen abgebaut, denn nur diese kann der Körper über den Dünndarm aufnehmen. Traubenzucker (Glukose) ist der mengenmäßig wichtigste Einfachzucker für den Menschen. Glukose geht schnell ins Blut über und bewirkt eine rasante Insulinausschüttung. Daneben gibt es noch weitere Einfachzucker, nämlich den Fruchtzucker (Fruktose) und den Schleimzucker (Galaktose). Bei Lebensmitteln, die vermehrt die beiden letztgenannten Einfachzucker enthalten, kommt es zu keiner raschen Blutzuckersteigerung.

Zweifachzucker (Disaccharide) bestehen, wie der Name schon sagt, aus zwei aneinandergebundenen Einfachzuckern – dazu gehören Haushaltszucker (Saccharose), Malzzucker (Maltose) und Milchzucker (Laktose). Hier muss der Verdauungstrakt erst einmal spalten und so die beiden Einfachzucker voneinander trennen, um sie schließlich als Einfachzucker aufnehmen und »verarbeiten« zu können.

Zu guter Letzt gibt es noch die Vielfachzucker (Polysaccharide). Diese setzen sich aus einer großen Zahl von Einfachzuckern zusammen. Der wichtigste Vertreter ist die Stärke, die aus vielen Glukosemolekülen besteht. Auch die Ballaststoffe werden oft zu den Vielfachzuckern gezählt.

Ballaststoffe

Ballaststoffe, die heute korrekt als Nahrungsfasern bezeichnet werden, sind nahezu unverdauliche Nahrungsbestandteile, die vom menschlichen Körper wieder ausgeschieden werden. Dies ist aber kein Verlust, da Ballaststoffe eine wichtige Rolle bei der Verdauungsarbeit im Darm spielen und außerdem, ganz nebenbei, den Cholesterinspiegel senken – sie befördern das schädliche LDL-Cholesterin nach draußen. Ein weiterer positiver Effekt der Ballaststoffe ist, dass sie uns satt machen, ohne mit Kalorien zu Buche zu schlagen.

Ballaststoffe kommen praktisch nur in pflanzlichen Lebensmitteln vor – vor allem in Vollkornprodukten,

Hülsenfrüchten, Gemüse und Obst. Untersuchungen bestätigen, dass Ballaststoffe – insbesondere wasserlösliche – den Blutzucker nach einer Mahlzeit und damit die Insulinausschüttung kaum erhöhen (ballaststoffreiche Lebensmittel haben also einen niedrigen GLYX-Wert; dazu aber später mehr). Aufgrund dieser Besonderheiten sind Ballaststoffe ein wichtiger Bestandteil diätetischer Behandlungen bei den unterschiedlichsten Erkrankungen, insbesondere bei Übergewicht, Fettstoffwechselstörungen und Diabetes mellitus. Die besten Erfolge wurden mit Guarkernmehl, Plantago-ovata-Samen und Fruchtfasern (Zitrus- und Apfelfasern mit reichlich Pektin) erzielt.

Wer bei Low Carb an eine geringe Ballaststoffzufuhr denkt, der irrt: Eine kohlenhydratarme Diät muss nicht automatisch ballaststoffarm sein. Um genügend Ballaststoffe aufzunehmen, sollten Sie auch während der Low-Carb-Diät täglich mindestens 5 Portionen Gemüse und Obst verzehren. Andernfalls müssen die fehlenden Ballaststoffe, die nun einmal in Fleisch, Wurst oder Eiern nicht enthalten sind, durch Ballaststoffkonzentrate aus der Apotheke oder dem Reformhaus in Form von Weizenkleie, Haferkleie oder Pektin ersetzt werden. Sonst läuft die Verdauung nicht mehr optimal. Neben dem Einfluss auf die Darmtätigkeit hat eine ballaststoffreiche Ernährung mit »5 × Gemüse & Obst« noch weitere positive Auswirkungen auf die Gesundheit: Nur so können dem Körper ausreichend Vitamine, Mineralstoffe und sekundäre Pflanzenstoffe zugeführt werden. Und keine Sorge: Die in Gemüse und Obst enthaltenen Kohlenhydrate werden die Effekte einer Low-Carb-Ernährungsweise nicht negativ beeinflussen. Wenn Sie bei Gemüse und Obst die richtigen Sorten auswählen, überlasten Sie den Organismus nicht mit Kohlenhydraten und wenn Sie zusätzlich noch auf den GLYX aufpassen, kann gar nichts schief gehen in puncto Gesundheit, Figur und Wohlbefinden.

Wie viele Kohlenhydrate sind erlaubt?

Im Gegensatz zu einer »normalen« kohlenhydrat-basierten, fettarmen (»Low Fat«) Ernährungsweise (mit 55–60 % Kohlenhydraten, 30 % Fett und 15 % Eiweiß) enthält die Low-Carb-Ernährung vornehmlich Fett (50–60 %) und Eiweiß (20–35 %). Der Kohlenhydratanteil ist mit nur 15–30 % deutlich beschränkt. Der menschliche Körper benötigt von den verschiedenen Kohlenhydraten insbesondere die Glukose (Traubenzucker). Daher werden die meisten Nahrungs-Kohlenhydrate – egal wie komplex zusammengesetzt – im Körper zu Glukose abgebaut und auch in dieser Form transportiert. Der Anteil an Glukose im Blut wird als Blutglukose- oder Blutzuckerspiegel bezeichnet. Da beispielsweise die Herzmuskel- und Gehirnzellen vor allem Glukose verwerten und der Körper ohne ihn nicht überleben kann, muss eine gewisse Menge an Kohlenhydraten auf unserem täglichen Speiseplan stehen. Ganz ohne geht es eben nicht.

Es gibt zahlreiche Low-Carb-Varianten mit jeweils eigenen Ernährungsregeln. Die empfohlenen Kohlenhydratmengen weichen dabei teilweise erheblich voneinander ab. Die verschiedenen Methoden nennen als Empfehlungen für die Kohlenhydratzufuhr Werte zwischen 10 und 40 Prozent als Anteil der täglichen Energiezufuhr. Dies entspricht ungefähr einer Zufuhrmenge von mindestens 70 bis maximal 130 Gramm Kohlenhydraten pro Tag. Das macht rund 280 bis 520 Kalorien (kcal) in Form von Kohlenhydraten. Bei weniger als 70 Gramm ist es nicht möglich, ausreichend gesundes Gemüse und Obst aufzunehmen.

Ich persönlich empfehle meinen Patienten, rund 100 bis 110 Gramm Kohlenhydrate (und natürlich solche mit einem niedrigen GLYX-Wert) aufzunehmen, damit die Low-Carb-Ernährungsweise nicht zu psychischen Verstimmungen führt. Bei einigen wenigen Menschen machen Kohlenhydrate so glücklich, dass es meiner Ansicht nach sogar 120 oder 130 Gramm am Tag sein können. Wichtig ist vor allem, dass Sie Kohlenhydrate über den Tag verteilt in alle (3 oder 6) Mahlzeiten einbauen. Abends sollten es aktuellen Studien zufolge jedoch möglichst wenig sein.

Welche Gesamtmenge an Kohlenhydraten Sie sich pro Tag genehmigen wollen, hängt von Ihren ganz persönlichen Zielen ab und muss individuell entschieden werden. Probieren Sie einfach aus, auf wie viel Kohlenhydrate Sie verzichten können und mit welcher Menge Sie sich wohlfühlen.

In welchen Lebensmitteln die genannten Mengen stecken, können Sie ganz leicht aus der Tabelle im hinteren Teil des Buches ersehen. Mit der Zeit bekommen

Sie dafür auch ein Gefühl und müssen nicht jedes Mal aufs Neue nachschlagen.

Zur Übersicht finden Sie nachfolgend schon mal eine kleine Aufzählung kohlenhydratreicher und -armer Lebensmittel sowie Zucker-Austauschmöglichkeiten.

Kohlenhydratreiche Lebensmittel:
- Haushaltszucker, Traubenzucker, Fruchtzucker, Malzzucker, Honig, Süßigkeiten und Co.
- Getreide, Mehle und Backwaren
- Hülsenfrüchte (wie Erbsen, Bohnen, Linsen), Kartoffeln, Reis und Nudeln
- Milch
- viele Obstsorten, Trockenobst
- Limonade, Cola und Saft

Kohlenhydratarme und -freie Lebensmittel:
- Öle (empfehlenswert sind Raps-, Lein- und Walnussöl)
- Butter und Margarine (empfehlenswert ist Diätmargarine)
- die meisten Gemüsesorten
- einige Obstsorten
- Wasser
- Fleisch (außer Leber), viele Wurstsorten
- Käse
- Soja
- viele Nusssorten und Samen

Süße Alternativen. Selbst wer voll auf »süß« steht, hat mit Low Carb keine Probleme, denn »normaler« Zucker (Haushaltszucker), Fruchtzucker, Honig und Co. lassen sich zumindest geschmacklich bestens durch Süßstoffe (wie zum Beispiel Cyclamat, Aspartam oder Acesulfam) beziehungsweise Stevia (die getrockneten Blätter der Pflanze) ersetzen. Aber Vorsicht: Sogenannte Zuckeraustauschstoffe, also Zuckeralkohole wie beispielsweise Isomalt, Xylit, Mannit, Lactit, Threit, Erythrit, Arabit oder Sorbit sind hingegen keine sinnvollen Bestandteile einer Low-Carb-Methode und sollten daher gemieden werden.

Die Rolle des Insulins

Insulin ist ein Hormon, das in der Bauchspeicheldrüse (Pankreas) gebildet wird. Es wird dann ausgeschüttet, wenn der Mensch (kohlenhydrathaltige) Nahrung zu sich nimmt und dadurch der Blutzuckerspiegel steigt. Insulin hat die Aufgabe, die in Glukose (Traubenzucker) umgewandelten Kohlenhydrate aus dem Blut in alle Zielzellen des Körpers zu schleusen, das heißt für Einlass zu sorgen, damit dort Energie erzeugt werden kann. Insulin ist sozusagen der Schlüssel, der dem Energielieferanten Zucker die Tür zwischen Blutkreislauf und Körperzellen öffnet. Somit senkt Insulin den Blutzuckerspiegel.

Hier kann – muss aber nicht – ein Teufelskreis entstehen. Ist eine Körperzelle, zum Beispiel hervorgerufen durch Über- und Fehlernährung, mit Glukose überversorgt, das heißt, steht dauerhaft Blutzucker zur Verfügung, verwehrt sie den zugeführten Zuckern den

Einlass. Dadurch bleibt der Zucker also im Blutkreislauf, was als erhöhter Blutzuckerspiegel gemessen wird. Ein erhöhter Blutzuckerspiegel entsteht auch dann, wenn – was vor allem bei Übergewichtigen oftmals der Fall ist – viele Fettsäuren im Blut vorhanden sind und dem Zucker den Weg zu den Zellen versperren. Die Zelle bleibt unterversorgt und signalisiert das auch – dies bewirkt eine Erhöhung der Insulinproduktion. Es kommt zur Insulinüberproduktion. Irgendwann sind die Zellen gegen den ständig erhöhten Insulinspiegel abgestumpft. Infolgedessen kann es zur sogenannten »Übergewichts-Zuckerkrankheit«, dem Diabetes mellitus Typ 2, kommen.

Die Ausschüttung des Insulins ist abhängig von der Art sowie der Menge der zugeführten Kohlenhydrate. Im Insulin liegt auch die Lösung, warum eine Low-Carb-Ernährungsweise sowohl die Gesundheit als auch eine schlanke Linie erhält bzw. zurückbringt. Insulin macht Hunger und fördert den Fettgewebsaufbau, weshalb es auch als Masthormon bezeichnet wird. Wenn Menschen weniger Kohlenhydrate aufnehmen, sich also nach dem Low-Carb-Prinzip ernähren, muss der Körper weniger Insulin produzieren und das macht das Abnehmen ganz einfach leichter.

Das GLYX-Geheimnis

Beim Thema Kohlenhydrate oder Low Carb zählt neben der Menge auch die Qualität. Es geht nicht nur darum, möglichst wenig Kohlenhydrate aufzunehmen,

sondern vielmehr darum, die richtigen Kohlenhydratträger in der richtigen Zusammensetzung zu essen.
Seit geraumer Zeit spricht jeder, der sich mit gesunder
Ernährung und/oder Diäten beschäftigt, vom sogenannten glykämischen Index, kurz GLYX oder GI, und
der glykämischen Last (GL). Dahinter verbirgt sich
nichts anderes als Geschwindigkeit und Ausmaß des
Blutzuckeranstiegs nach einer Mahlzeit, also die Reak-
tion des menschlichen Organismus auf die Zufuhr von
Nahrungs-Kohlenhydraten. Aber von vorne.

Die ersten Beschreibungen des GLYX stammen von
Prof. Dr. med. Hellmut Otto (Bremen) aus dem Jahr
1972. Er stellte bei seinen Studien fest, dass die
Probanden einen unterschiedlich hohen Blutzuckerspiegel aufwiesen, obwohl sie alle kohlenhydratreiche
Lebensmittel zu sich genommen hatten. So wurde
der Blutzuckerspiegel durch einige Kohlenhydrate
mit enormem Tempo in die Höhe getrieben, um dann
auch wieder relativ schnell abzusacken – andere
Kohlenhydrate hingegen sorgten für einen langsa-
men, aber kontinuierlichen Anstieg. Personen, die
diesen schnellen und hohen Anstieg zu verzeichnen
hatten, waren nach kurzer Zeit wieder hungrig und
verlangten nach Nahrung, die andere Gruppe war
höchst leistungsfähig und auch nach längerer Zeit
noch gesättigt. So entwickelte sich im Laufe der Jahre
der Begriff »Glykämischer Index«, der Kohlenhydrate
in ihrer Wechselwirkung zum Blutzuckeranstieg
beschreibt. Die gleiche Menge Traubenzucker gelangt
aus verschiedenen Lebensmitteln, je nachdem wie
diese zusammengesetzt sind, unterschiedlich schnell

ins Blut. Je weniger Ballaststoffe ein Lebensmittel enthält und je weniger komplex es aufgebaut ist, desto rascher steigt der Blutzuckerspiegel und desto höher ist der GLYX-Wert. So ist zum Beispiel der GI von Vollkorn- stets geringer als derjenige von entsprechenden Weißmehlprodukten. Reine Glukose geht am schnellsten ins Blut über. Ihr wird daher als Orientierungspunkt ein GLYX-Wert von 100 zugeschrieben.

Die Fachwelt definiert den glykämischen Index als die Fläche unter der Blutzuckerkurve nach dem Verzehr von 50 Gramm Kohlenhydraten aus einem beliebigen Lebensmittel im Vergleich zur Fläche unter der Kurve nach dem Verzehr von 50 Gramm Traubenzucker. Als Formel ausgedrückt:

$$\text{Glykämischer Index (GI)} = \frac{\text{Blutzuckeranstieg nach Testnahrungsmittel}}{\text{Blutzuckeranstieg nach äquivalenter Menge von Glukose} \times 100}$$

Von einem niedrigen GI bzw. GLYX-Wert spricht man im Allgemeinen bei einem Wert < 55, ein Wert von > 70 wird definitionsgemäß als hoher GI eingeschätzt. Zahlreiche Faktoren haben einen Einfluss auf den GLYX. Neben der Art der Kohlenhydrate wird er auch durch andere im Lebensmittel enthaltene Nährstoffe beeinflusst. Darüber hinaus spielen der Kaugrad, die Essgeschwindigkeit, die Flüssigkeitsaufnahme, die Verarbeitung eines Produkts, die Zubereitung und die Zusammensetzung einer ganzen Mahlzeit eine Rolle. Hinzu kommt auch noch, dass der glykämische Index der Lebensmittel von Person zu Person unterschiedlich ist und sogar bei ein und demselben Menschen morgens ein völlig anderer sein kann als abends.

Bei der Berechnung des GI werden nur Lebensmittelmengen betrachtet, die genau 50 Gramm Kohlenhydrate enthalten. Die üblichen Portionsgrößen werden nicht berücksichtigt. Um aber dieser Tatsache gerecht zu werden, wurde der Begriff der glykämischen Last (GL) eingeführt. Diese gibt Hinweise auf den tatsächlichen Gehalt an Kohlenhydraten im Lebensmittel. Sie errechnet sich aus dem GI des Lebensmittels multipliziert mit der Menge an Kohlenhydraten der verzehrten Portion dividiert durch 100. Je höher das Ergebnis ist, desto höher ist die erwartete Blutzuckersteigerung durch den Verzehr der Portion.

Zusammenfassend kann gesagt werden: Der glykämische Index ist ein praktisch nur für wissenschaftliche Studien nutzbarer Wert und auch nur dort sinnvoll messbar, aber nicht errechenbar! Der wirkliche GI – und infolgedessen die GL – lässt sich nur in mehrmals wiederholten Versuchen mit immer denselben Probanden ermitteln. Bisher gibt es daher nur für eine begrenzte Anzahl an Lebensmitteln im Versuch ermittelte GLYX-Werte. Eine beispielhafte Auswahl finden Sie in der nachfolgenden Tabelle.

Für die Ampel-Tabelle im hinteren Teil des Buches wurde daher speziell ein neuer Index errechnet bzw. entwickelt, der die blutzuckerrelevanten Kohlenhydrate als Gradmesser nutzt. Diese sind immer gleich und haben immer die gleiche Auswirkung.

Glykämischer Index und glykämische Last verschiedener Lebensmittel

	Portion (in Gramm bzw. Milliliter)	GI	GL
Getreideprodukte			
Roggenvollkornbrot	30	58–64	8
Weizenvollkornbrot	30	71–73	9
Weizenweißbrot	30	70	10
Spaghetti aus Weißmehl	180	44–47	21
Spaghetti aus Vollkornmehl	180	37–42	16
Naturreis	150	55–60	18
Langkornreis	150	56–58	23
Gemüse			
Kidneybohnen	150	52	9
Grüne Erbsen, gekocht	80	48–53	3
Möhren, roh und gekocht	80	47–63	3
Zuckermais	80	54–58	9
Kartoffeln, gekocht	150	56–101	11–18
Kartoffeln, gebacken	150	85–97	26

	Portion (in Gramm bzw. Milliliter)	GI	GL
Milchprodukte			
Milch (Vollfett)	250	27–31	3
Kakao mit fettarmer Milch	250	34–38	9
Obst			
Ananas	120	59–67	7
Apfel	120	38–40	6
Banane	120	48–56	12
Birne	120	38–40	4
Orange	120	42–45	5
Wassermelone	120	72–85	4
Weintrauben	120	46–49	8
Süßes			
Popcorn, ungesüßt	20	72–89	8
Schokoriegel	60	65–68	26
Orangensaft	250	50–54	13

Der Zusammenhang zwischen Kohlenhydraten, GLYX und Insulin

Je höher der glykämische Index und der Kohlenhydratgehalt eines Lebensmittels bzw. der Kost ist, desto rascher steigen Blutzucker- und Insulinspiegel. Nimmt man Lebensmittel mit einem hohen Kohlenhydratanteil und/oder einem hohen GLYX-Wert, das heißt mit im Körper schnell verwertbaren Zuckern, zu sich, schnellen der Blutzuckerspiegel und die Insulinproduktion in die Höhe. Immerhin gibt es einiges zu tun, da große Mengen an Zucker (für den Körper ist das Energie) aus dem Blut in die Zellen transportiert werden müssen, um so den Blutzuckerspiegel zu senken und den Zellen »Nahrung« zu liefern. Die Folge ist, dass die Zellen rasch versorgt sind, aber die Zuckerkonzentration im Blut gleichermaßen rapide abgesunken ist. Dies bezeichnet man als reaktive Hypoglykämie (Unterzuckerung), was wir durch ein Hungergefühl wahrnehmen. So verhindert eine große Menge an Insulin das Ziel jeder Reduktionsdiät, nämlich Gewichtsabnahme und Körperfettabbau.

Low Carb heißt gleichzeitig auch Low Insulin! Im Rahmen einer Low-Carb-Kost wird der Kohlenhydratgehalt der Nahrung deutlich eingeschränkt und gleichzeitig werden nur Kohlenhydratträger aufgenommen, die die Blutzuckerspiegel nur langsam erhöhen, das heißt einen niedrigen GLYX aufweisen. So wird die Insulinausschüttung relativ gering gehalten und der Insulin-Teufelskreis aus Hunger und Gewichtszunahme durchbrochen.

Weniger Kohlenhydrate = mehr andere Nährstoffe

Kohlenhydrate allein – auch diejenigen mit einem niedrigen GLYX-Wert – sind noch nicht allein für Abnehmerfolge im Rahmen einer ausgewogenen Low-Carb-Ernährung verantwortlich. Erst die richtige Zusammensetzung der Nahrung macht's. Dazu müssen auch die anderen Haupt-Nährstoffe wie Fette und Eiweiße berücksichtigt werden – denn ohne sie ist der menschliche Körper nicht lebensfähig. Erst wenn der Körper über alle notwendigen Energielieferanten verfügt, ist er auch leistungsstark. Da Sie Ihrem Körper im Rahmen einer Low-Carb-Ernährung vermehrt Fett und Eiweiß zuführen, ist es wichtig, diese Nährstoffe etwas näher kennenzulernen.

Fett – viel besser als sein Ruf

Die jahrzehntelang propagierten Reduktionsdiäten setzten zumeist auf wenig Fett und viele Kohlenhydrate. Doch die Erfolge blieben aus: Nach kurzzeitigem Gewichtsverlust setzten sich die Pfunde erneut um Bauch, Hüfte und Po fest, zumeist auch noch mehr als vor der Diät. Dieser als Jo-Jo-Effekt bezeichnete Gewichtsverlust und -wiederanstieg ist für den Körper eine ungesunde Belastung.

Viele deutsche Wissenschaftler kritisieren, dass im Rahmen einer Low-Carb-Diät zu viele gesättigte Fettsäuren zugeführt werden. Durch viele gesättigte Fettsäuren sowie ein Übermaß an Cholesterin,

Purinkörpern (Harnsäure) und Transfettsäuren kann die Gesundheit massiv geschädigt werden. Zum Beispiel kann es zu einem Anstieg des »gefährlichen« LDL-Cholesterin-Spiegels kommen, was unter anderem Herz-Kreislauf-Erkrankungen begünstigt.

Diese Tatsache trifft aber vor allem auf die fast kohlenhydratfreie Atkins-Diät zu. Aber inzwischen haben sich die Low-Carb-Kostformen ja weiterentwickelt. Fett ist nicht per se ungesund und macht auch nicht automatisch dick, sondern auf die Qualität kommt es an. Es geht also einzig und allein darum, die richtigen, wertvollen, für den Körper am besten zu verarbeitenden Fette zu wählen. Denn einige Fette helfen nicht nur beim Abbau des schädlichen LDL-Cholesterins, sondern können auch den Insulinspiegel und den GLYX von Kohlenhydraten reduzieren, wenn sie gemeinsam mit diesen verzehrt werden.

Bei Fett (wie auch Eiweiß) gibt es keine GLYX-Wert-Angaben in der Ampel, da Fetten und Proteinen keine maßgebliche Wirkung auf den Blutzuckerspiegel nachgewiesen werden konnte. Achten Sie darauf, dass Sie gesunde Fette zuführen, um Ihren Stoffwechsel und Ihr Herz-Kreislauf- und Gefäß-System nicht zu überlasten.

Gute Fette, schlechte Fette

Fette bestehen zum großen Teil aus Fettsäuren. Ohne detailliert auf die chemischen Eigenschaften einzugehen (was tatsächlich zu weit führen würde), sollte man Folgendes über die Einteilung der Nahrungsfette wissen. Man unterscheidet zunächst einmal gesättigte und ungesättigte Fettsäuren. Letztere werden wiederum eingeteilt in einfach ungesättigte Fettsäuren (EUFS) und mehrfach ungesättigte Fettsäuren (MUFS). Zu den mehrfach ungesättigten Fettsäuren gehören neben den Omega-6-Fettsäuren auch die Omega-3-Fettsäuren, von denen wohl jeder schon mal gehört hat. Die lebensnotwendigen, essenziellen Fettsäuren sind die Alpha-Linolensäure und die Linolsäure.

Gesättigte Fettsäuren aus Fleisch, Wurst, Milchprodukten und anderen tierischen Lebensmitteln benötigt der Mensch nicht. In unserer Wohlstandsgesellschaft werden aber gerade davon zu viele verzehrt – die Folge sind zu hohe Blutfettwerte, die wiederum die Wirkung des Insulins behindern und auf längere Sicht zu Übergewicht führen. Im Rahmen der Low-Carb-Ernährung sollten Sie also weitestgehend auf Butter, Sahne, fetten Käse, fettes Fleisch oder fette Wurst verzichten, denn all dies ist kein idealer Bestandteil einer gesunden Low-Carb-Ernährungsweise. In Butter und anderen fetten Kuhmilch-Produkten sowie Rindfleisch stecken zudem auch noch reichlich Transfettsäuren. Diese Fettsäuren sind die gefährlichsten, die in Lebensmitteln überhaupt vorkommen. Maximal 2 Gramm davon sollten täglich auf unseren Tellern landen. Diese Menge steckt schon in einigen Löffeln Sauce Hollandaise oder einigen »Butter-Broten«. Butter sollten Sie daher am besten komplett von Ihrem Speiseplan streichen – so tun Sie Ihrer Gesundheit einen großen Gefallen.

Ungesättigte Fettsäuren hingegen sind gesundheitsförderlich. Sie haben beispielsweise einen positiven
Einfluss auf den Cholesterinspiegel und das Herz-
Kreislauf-System. Eine Low-Carb-Diät sollte, wie
bereits erwähnt, nicht reich an fetten tierischen
Produkten sein. Eine Ausnahme bildet fetter Seefisch
(wie zum Beispiel Wildlachs, Hering und Tunfisch),
denn der enthält reichlich Omega-3-Fettsäuren und
die sind ganz besonders gut. Darüber hinaus stecken
die gesunden Omega-3-Fettsäuren auch in Meeresal-
gen und Nüssen.

Wenn Sie sich auch mit Low Carb gesund ernähren
möchten, setzen Sie auf Nüsse, Samen, Diätmargarine
und hochwertige Öle wie Raps-, Lein- und Walnussöl.
Andere – auch Olivenöl – sollten Sie meiden.

Keine Angst vor Eiern

Über Jahrzehnte wurden Eier geradezu verteufelt –
und das ohne Grund. Natürlich enthalten Hühnereier
reichlich Cholesterin, aber das hat kaum Einfluss auf
den Cholesterinspiegel im Blut. Es steigert den Cholesterinspiegel also nicht, im Gegenteil: Studien zeigen,
dass der Konsum von Eidotter den Cholesterinspiegel
sogar senken kann. Das liegt an dem im Eidotter enthaltenen Lecithin. Konzentriertes Lecithin wird sogar
als Arzneimittel gegen erhöhte Cholesterinwerte vom
Arzt verschrieben.

Die Fette im Ei sind übrigens sehr gesund, da es sich
insbesondere um ungesättigte Fettsäuren, teilweise
sogar Omega-3-Fettsäuren, handelt. Und noch ein

Pluspunkt: Kaum ein Lebensmittel ist so reich an Vitaminen, Mineralstoffen und anderen lebenswichtigen Inhaltsstoffen wie das Hühnerei.

Essen Sie also ruhig ohne schlechtes Gewissen und ohne jegliches »Herz-Risiko« jeden Tag ein Ei – und ruhig manchmal auch mal zwei oder drei.

Eiweiß – lebenswichtige Kraftquellen

Wer sich nach dem Low-Carb-Prinzip ernährt, führt dem Körper reichlich Eiweiß (Protein) zu. Das ist gesund, macht satt und hilft beim Abnehmen und Gewichthalten. Eiweiße gelten als Kraftquellen und Urbausteine allen Lebens. Der menschliche Organismus ist auf eine regelmäßige Zufuhr angewiesen. Eiweiß

Low Carb und Psyche

Ein weiterer positiver Aspekt von Low Carb ist, dass diese Ernährungsweise reichlich Aminosäuren (Eiweißbausteine) zuführt und dies hat Auswirkungen auf die psychische Verfassung, wie Studien von Professor Dr. Jürgen Spona aus Wien zeigen. Er konnte nachweisen, dass Depressionspatienten von einer optimalen Aminosäurenzufuhr massiv profitieren und sogar die Dosierung ihrer Medikamente reduzieren können. Vor diesem Hintergrund kann man formulieren, dass Aminosäuren und so auch die Low-Carb-Ernährung glücklich machen.

wird laufend im Stoffwechsel verbraucht und erfüllt zahlreiche Aufgaben: Es ist der Grundbaustein der Muskulatur, fördert und beeinflusst Stoffwechselprozesse, bildet verschiedene Hormone und viele andere Substanzen im Körper. Zur Aufrechterhaltung der Körperfunktionen benötigt ein erwachsener Mensch 0,8 Gramm Eiweiß pro Kilogramm Körpergewicht. Das sind für eine 65 kg schwere Person 52 Gramm Protein. Wer abnehmen möchte, braucht mehr Eiweiß – mindestens 1 Gramm pro Kilogramm Körpergewicht. Dies verhindert – wenn Sie sich regelmäßig körperlich betätigen – zudem den muskulären Abbau, den viele Diäten mit sich bringen: Muskelmasse verschwindet, die Fettdepots aber bleiben. Auf diesem Wissen beruhen die mittlerweile renommierte Atkins-Diät und andere auf dem glykämischen Index basierende Low-Carb-Diäten.

Eiweiß selbst hat, wie Fett auch, keine direkt messbare Auswirkung auf den Blutzuckerspiegel. Da eiweißreiche Produkte aber meist auch Fette enthalten, sollte darauf geachtet werden, welche Eiweiße man zu sich nimmt: besonders gut sind Fisch- und Sojaeiweiß (besser als Fleischeiweiß). Bewährt hat sich zudem eine reichliche Zufuhr an Protein mit dem Abendessen.

Tipp: Essen Sie abends beispielsweise einen Rohkostsalat mit Fisch oder Tofu.

Eiweiße sind nicht gesundheitsschädlich und eine Menge von 75 bis 150 (und sogar 200) Gramm am Tag führt nicht zu negativen Folgen – zumindest nicht, wenn Sie hochwertige Eiweißträger bevorzugen, die nicht zu viel Cholesterin, Purin, gesättigte Fettsäuren und Transfettsäuren enthalten. Diese Stoffe sind insbesondere in fettem Fleisch, fetter Wurst, fettem Käse, Butter, Sahne und Schmalz enthalten – diese Lebensmittel also bitte nur in Maßen verzehren.

Wenn Sie Fisch – egal ob mager oder fett –, Sojaprodukte wie Tofu, mageres Fleisch von Schwein, Wild oder Geflügel und magere Milchprodukte (fettarme Milch, Magerjoghurt, Harzer Käse etc.) essen, liegen Sie richtig und optimieren noch dazu Ihre Fettzufuhr. Sie nehmen dann wenig schlechte Fettsäuren, aber gute Omega-3-Fettsäuren auf.

Die durch die Low-Carb-Ernährung leicht bis moderat erhöhte Eiweißzufuhr schädigt die Gesundheit gesunder Menschen im Allgemeinen nicht. Nur Menschen, die unter einer massiven chronischen Nieren- oder Leberinsuffizienz leiden, müssen bei der Eiweißzufuhr aufpassen. Hier sollte jedoch berücksichtigt werden, dass vor jeder Diät zur Gewichtsreduktion ein Arzt und ein Diätassistent bzw. Ernährungsberater zurate gezogen werden sollte. Nur der Arzt kann einschätzen und bewerten, ob die Gesamtkonstitution überhaupt eine Reduktion des Körpergewichts erlaubt. Und nur ein Ernährungsspezialist kann eine Diät bewerten und bei der Umsetzung im Alltag helfen.

Tipp: Fragen Sie bei Ihrer Krankenkasse nach einer qualifizierten Ernährungsberatung.

Low Carb und Gicht

Bei einer Low-Carb-Kost kann es zu einer Erhöhung der Harnsäurewerte im Blut (Hyperurikämie) kommen. Bei manchen Menschen führt das sogar zur Gicht. Viele eiweißreiche Lebensmittel enthalten Purinkörper. Beim Abbau der Purine entsteht Harnsäure, die bei manchen Menschen, vor allem Männern bei entsprechender genetischer Veranlagung, nicht in ausreichender Menge mit dem Urin ausgeschieden werden kann. Folge ist ein erhöhter Harnsäurespiegel im Blut, der beispielsweise in Gelenken zu Ablagerungen von Harnsäurekristallen führt. Als Folge der Gicht kann es auch zu Störungen der Nierenfunktion sowie Nierensteinen kommen. Purine werden etwa zur Hälfte im Körper selbst gebildet und zur anderen Hälfte mit der Nahrung zugeführt. Die Ernährung spielt demnach bei der Entstehung der Gicht eine bedeutende Rolle. Die Gicht kann zwar relativ einfach medikamentös behandelt werden, sinnvoller ist es jedoch, zuerst diätetische Maßnahmen durchzuführen, da Gicht häufig mit anderen Zivilisationskrankheiten einhergeht, die bei einem medikamentösen Erfolg der Gichtbehandlung trotzdem bestehen bleiben.

Wer bereits unter Gicht oder Hyperurikämie leidet, muss bei einer Low-Carb-Diät aufpassen, denn sonst kann es leicht zum Gichtanfall kommen. Zur diätetischen Behandlung der Gicht sollte primär ein bestehendes Übergewicht durch eine Reduktionskost langsam abgebaut werden. Außerdem sollte auf die Zufuhr purinreicher Lebensmittel (Fleisch und Wurstmengen von mehr als 150 Gramm täglich,

Innereien und bestimmte Fischarten wie Ölsardinen, Sardellen und Hering) verzichtet werden. Hühnereier und Milchprodukte sind praktisch purinfrei. In Gemüse und Früchten steckt entweder kein Purin oder es erhöht den Harnsäurespiegel kaum. Sojaprodukte sind eine Ausnahme und sollten daher von Menschen mit erhöhten Harnsäurespiegeln gemieden werden. Zusammenfassend kann man festhalten: Keine Sorge – wer seine Low-Carb-Diät richtig zusammensetzt, muss sich vor einer Hyperurikämie nicht fürchten.

Vitamine und Mineralstoffe – ohne sie läuft nichts

Bei einer Low-Carb-Ernährungsweise ist die Zufuhr an Vitaminen und Mineralstoffen in der Regel sehr gut, da viele tierische Produkte wie Fleisch, Käse oder Fisch reich an »Vitalstoffen« sind. Sofern Sie jeden Tag mindestens 5 Portionen Gemüse und Obst verzehren, nehmen Sie ausreichend viel lebenswichtige Mikronährstoffe auf. Der Körper kann Vitamine und Mineralstoffe (außer Vitamin D) nicht selbst herstellen und muss sie daher über die Nahrung zuführen. Die beiden genannten Inhaltsstoffe haben vielfältige Effekte im Stoffwechsel und müssen gerade bei einer Reduktionskost bzw. Diät besonders reichlich aufgenommen werden. Die Mineralstoffe Jod, Fluorid, Kalzium, Magnesium und Eisen sind – insbesondere bei Frauen – oftmals kritische Nährstoffe. Bei den Vitaminen sind es Vitamin E, Vitamin D, Folsäure und einige andere B-Vitamine. Während einer auf dem glykämischen Index basierenden Diät ist es sinnvoll, auf eine reichhaltige Vitamin- und Mineralstoffzufuhr zu achten – bei Bedarf auch gezielt durch Nahrungsergänzungsmittel. Gerade übergewichtige Personen benötigen ein starkes Immunsystem, da sie besonders krankheitsanfällig sind.

Die neue Ernährungspyramide

Auch wenn die Deutsche Gesellschaft für Ernährung noch zögerlich ist, zieht die Low-Carb-Ernährung in die medizinischen Leitlinien immer mehr ein.

Die aktuellen Leitlinien zum Thema Typ-2-Diabetes sowie zu Übergewicht und Adipositas der Deutschen Adipositas Gesellschaft und der Deutschen Diabetes Gesellschaft schließen die Low-Carb-Prinzipien inzwischen in ihre Ernährungsempfehlungen ein. Und auch die Ernährungspyramiden und -dreiecke haben sich verändert. Der US-amerikanische Epidemiologe Professor Dr. Walter Willett, der an der renommierten Harvard-Universität forscht und lehrt, fordert beispielsweise Gemüse, Obst und Vollkornprodukte als Basis einer ausgewogenen Ernährung. Verarbeitete Getreideprodukte, wie Brötchen, Weiß-, Grau- und Mischbrot sowie weißer Reis, Nudeln und Salz- oder Backkartoffeln, aber auch Süßigkeiten und Fastfood gehören seiner Ansicht nach aufgrund ihrer ungünstigen Wirkung auf den Blutzucker- und Insulinspiegel dagegen nur selten auf den Speiseplan. Auch pflanzliche Fette mit reichlich ungesättigten Fettsäuren nehmen bei Willett einen hohen Stellenwert in der

Ernährung ein. Damit fordert und fördert Professor Willett eine modifizierte Low-Carb-Diät.

Auch David Ludwig – ebenfalls Professor an der Harvard-Universität – fordert in seinen Ernährungsempfehlungen, den GLYX und die Kohlenhydratmengen stärker zu berücksichtigen. Eine solche Ernährung entspricht den Empfehlungen der nationalen und internationalen Ernährungsgesellschaften hinsichtlich einer ausgewogenen Ernährungsweise. Man sieht also: Low Carb kann durch und durch gesund sein.

Muster-Tagespläne

Nachfolgend habe ich Ihnen 2 Beispiele für Tagespläne einer auf dem GLYX basierenden Low-Carb-Diät zusammengestellt. Der erste Plan mit rund 2 200 Kalorien eignet sich, um das Gewicht konstant zu halten. Der zweite Plan mit ca. 1 500 Kalorien entspricht einer Reduktionsdiät zur Gewichtsabnahme.

Nun stellt sich die Frage: Zwischenmahlzeiten – ja oder nein? Manche Menschen können eine Diät leichter durchhalten, wenn sie zwischen den Mahlzeiten einen Snack essen. Andere hingegen nehmen besser ab, wenn sie auf »was Kleines zwischendurch« vollständig verzichten. Zwischen den Mahlzeiten sollte dann eine Pause von 4–5 Stunden eingehalten werden. Die im Plan angegebenen Snacks können auch im Rahmen der Hauptmahlzeiten gegessen werden.

Low-Carb-Ernährungsplan zum Gewichthalten

Lebensmittel/Gericht	Portion in Gramm	Energiegehalt in Kalorien
Frühstück (Champignon-Rührei mit getoastetem Brot)		
2 Hühnereier	100	136,7
Champignons	250	52,0
2–3 Lauchzwiebeln	50	20,8
2–3 EL Küchenkräuter	10	5,2
1 EL Diätmargarine	10	71
1 dünne Scheibe Vollkornbrot	40	79,2
Snack (Melonen-Joghurt mit einem Spritzer Limettensaft, gesüßt mit Süßstoff, Stevia oder Vanille)		
Wassermelone	250	95,6
Joghurt	200	87
Mittagessen (Gebratener Wildlachs mit Mandelbrokkoli)		
Lachs	250	449,9
1 EL Rapsöl	10	88,4
Brokkoli	300	84,6
Gehackte Mandeln	20	117,9
Snack (Apfel-Dickmilch mit Zimt)		
1 großer Apfel	150	91,4
Dickmilch	150	51,3

Eiweißgehalt in Gramm	Fettgehalt in Gramm	Kohlenhydrat-gehalt in Gramm	Ballaststoffge-halt in Gramm
11,9	9,3	1,5	0
10,3	0,6	1,4	4,8
0,4	0,2	4,3	1,4
0,4	0	0,7	0,4
0	8	0	0
2,9	0,5	15,5	3,2
1,5	0,5	20,7	0,6
6,8	3	8,2	0
49,8	28	0	0
0	10	0	0
11,3	0,6	8	9
4,8	10,6	1,1	2,3
0,5	0,1	21,5	3
5,1	0,1	6,3	0

Lebensmittel/Gericht	Portion in Gramm	Energiegehalt in Kalorien
Abendessen (Tomaten-Zwiebel-Gemüse mit Hackfleisch)		
1 kleine Zwiebel	30	8,3
Tomaten	250	43,6
Küchenkräuter gemischt	10	5,2
1 EL Rapsöl	10	88,4
Rinderhackfleisch	150	311,2
Snack		
2 Kiwis	130	70,5
Walnüsse zum Knabbern	30	214,3
Summe		**2172,5**

Eiweißgehalt in Gramm	Fettgehalt in Gramm	Kohlenhydrat- gehalt in Gramm	Ballaststoffge- halt in Gramm
0,4	0,1	1,5	0,4
2,4	0,5	6,5	3,3
0,4	0	0,7	0,4
0	10	0	0
30,8	21	0,1	0
1,3	0,8	11,9	5,1
4,8	21,2	1,8	1,4
125,1	**112,1**	**111,7**	**35,3**

Low-Carb-Ernährungsplan zur Gewichtsreduktion

Lebensmittel/Gericht	Portion in Gramm	Energiegehalt in Kalorien
Frühstück (Champignon-Rührei mit getoastetem Brot)		
2 Hühnereier	100	136,7
Champignons	250	52,0
2 Lauchzwiebeln	50	20,8
1 EL gemischte Küchenkräuter	10	5,2
1 TL Diätmargarine	5	35,5
1/2 Scheibe Vollkornbrot	20	39,6
Snack (Melonen-Joghurt-Shake)		
1/4 kleine Wassermelone	250	95,6
Joghurt (1,5 % Fett)	200	87
Mittagessen (Gebratener Wildlachs mit Mandelbrokkoli)		
Lachs	200	359,9
1 TL Rapsöl	5	44,2
Brokkoli	300	84,6
Gehackte Mandeln	10	59
Snack (Apfel-Dickmilch)		
1 großer Apfel	150	91,4
Dickmilch	150	51,3

Eiweißgehalt in Gramm	Fettgehalt in Gramm	Kohlenhydratgehalt in Gramm	Ballaststoffgehalt in Gramm
11,9	9,3	1,5	0
10,3	0,6	1,4	4,8
0,4	0,2	4,3	1,4
0,4	0	0,7	0,4
0	4	0	0
1,5	0,2	7,7	1,6
1,5	0,5	20,7	0,6
6,8	3	8,2	0
39,8	22,4	0	0
0	5	0	0
11,3	0,6	8	9
2,4	5,3	0,6	1,1
0,5	0,1	21,5	3
5,1	0,1	6,3	0

Lebensmittel/Gericht	Portion in Gramm	Energiegehalt in Kalorien
Abendessen (Tomaten-Zwiebel-Gemüse mit Hackfleisch)		
1 kleine Zwiebel	30	8,3
Tomaten	250	43,6
Küchenkräuter gemischt	10	5,2
1 TL Rapsöl	5	44,2
Rinderhackfleisch	80	166
Snack		
2 Kiwis	130	70,5
Summe		**1500,7**

Eiweißgehalt in Gramm	Fettgehalt in Gramm	Kohlenhydratge-halt in Gramm	Ballaststoffge-halt in Gramm
0,4	0,1	1,5	0,4
2,4	0,5	6,5	3,3
0,4	0	0,7	0,4
0	5	0	0
16,4	11,2	0,1	0
1,3	0,8	11,9	5,1
112,8	**69**	**101,6**	**31,1**

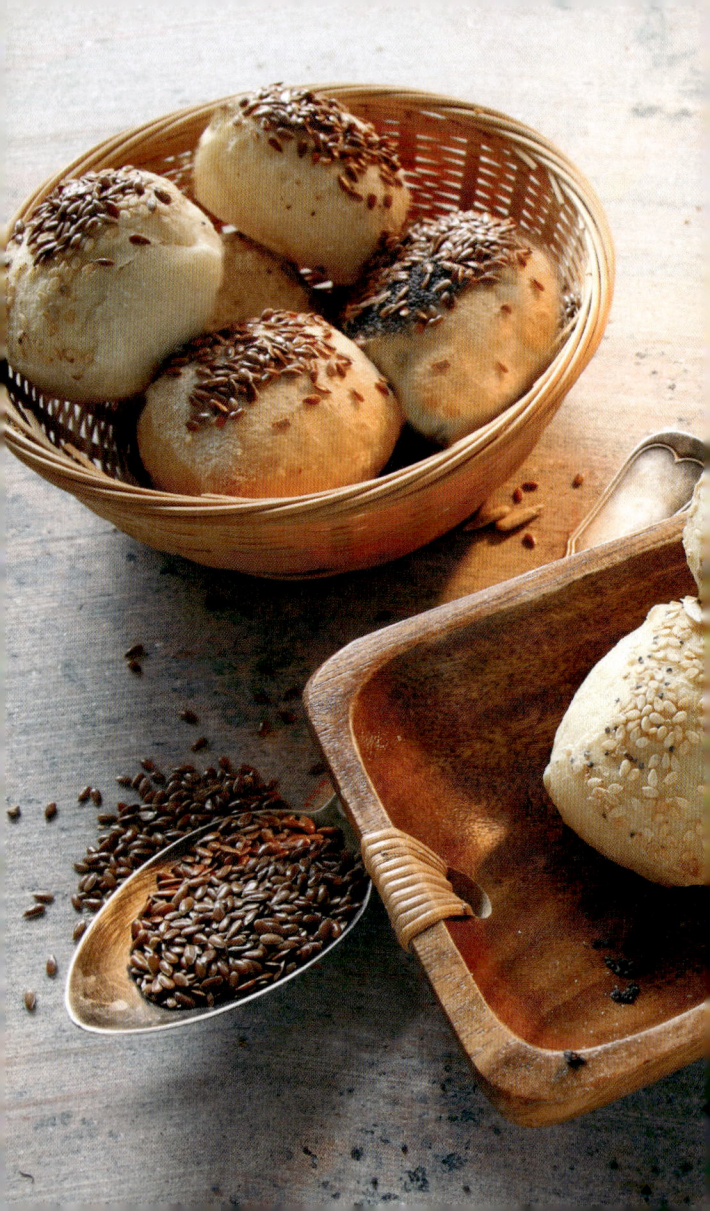

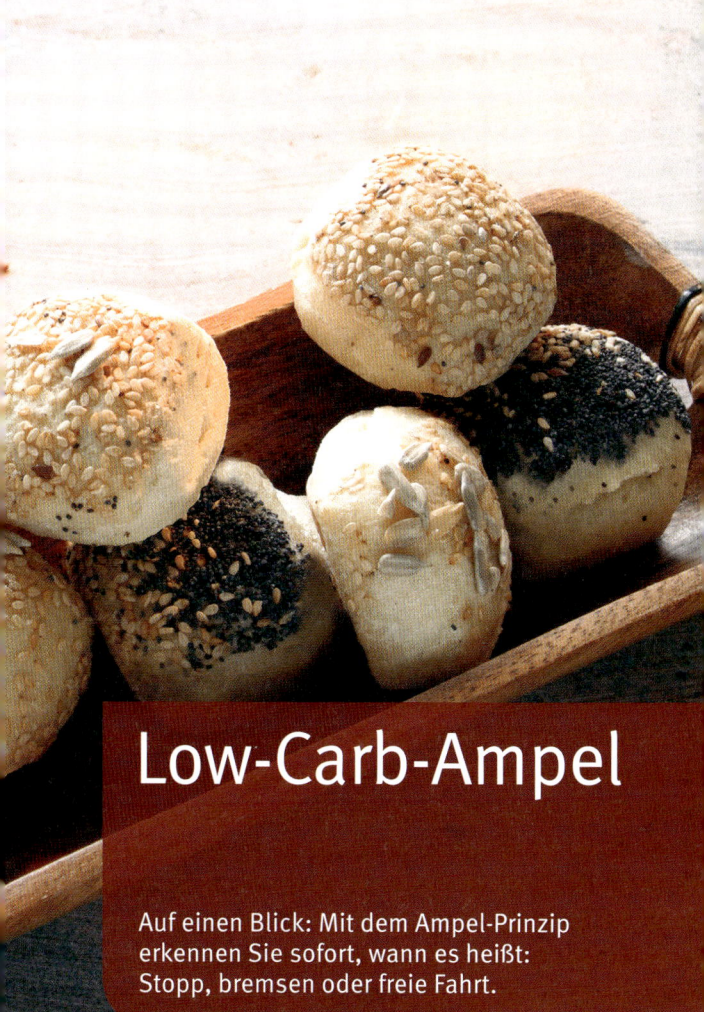

Low-Carb-Ampel

Auf einen Blick: Mit dem Ampel-Prinzip erkennen Sie sofort, wann es heißt: Stopp, bremsen oder freie Fahrt.

Wie Sie die Tabelle nutzen können

Die Low-Carb-Ampel hilft Ihnen bei einer gesunden kohlenhydratreduzierten Ernährungsweise und kann Ihnen beim Abnehmen helfen.

Die Tabelle ist wie ein Lexikon von A bis Z aufgebaut. So finden Sie ruckzuck alle wichtigen Lebensmittel und Gerichte. Das Besondere an der Ampel ist, dass die Lebensmittel in ihren üblicherweise aufgenommenen Portionen angegeben und so in dieser Form ernährungswissenschaftlich bewertet sind. Dies erspart mühsames Hin-und-her-Rechnen.

Die Low-Carb-Ampel ist ein revolutionäres und bewährtes Konzept.

Datengrundlage der vorliegenden Low-Carb-Ampel ist der Bundeslebensmittelschlüssel (BLS), der vom Max-Rubner-Institut des Bundesministeriums für Ernährung, Landwirtschaft und Verbraucherschutz herausgegeben wird. Der BLS ist wissenschaftlich fundiert und weltweit anerkannt. Mit meinem Ernährungsampel-Konzept ist der BLS erstmalig auch

für den Verbraucher nutzbar. In diesem Buch sind
mehr als 2 600 Lebensmittel hinsichtlich ihres Kohlen-
hydratgehalts und auch der Blutzuckerwirksamkeit
bewertet. Die Blutzuckerwirksamkeit (glykämischer
Index) leitet sich insbesondere von dem Gehalt an
blutzuckerrelevanten Kohlenhydraten und Ballaststoffen ab.

Bitte beachten Sie, dass es bei Lebensmitteln zu na-
türlichen Schwankungen des Gehaltes an Nähr- und
Wirkstoffen sowie Energie – also Kilokalorien – kommen kann. Wenn Sie verschiedene Nährwerttabellen
benutzen, können Sie unterschiedliche Angaben
finden, da verschiedene Analysen als Grundlage
herangezogen worden sein können. Allerdings liefert
die Datengrundlage des BLS die in Deutschland
größtmögliche Sicherheit. Sie können sich also auf die
Angaben der Low-Carb-Ampel verlassen.

Auch wenn heute immer wieder geschrieben wird, dass Kalorienzählen »out« ist, ist hier der Kaloriengehalt (kcal) der Lebensmittel angegeben. Denn er ist nach wie vor für die meisten Menschen der konkrete Parameter, um die Ernährungsgewohnheiten »in den Griff« bekommen zu können. Normalgewichtige erwachsene Menschen brauchen täglich, je nach körperlicher Aktivität, zwischen 2 000 und 2 500 Kilokalorien. Im Rahmen einer Reduktionskost sollten nicht mehr als 1 600 Kilokalorien – aber auch nicht weniger als 1 200 Kilokalorien zugeführt werden. Ohne Kalorienbeschränkung führt auch eine Low-Carb-Diät garantiert nicht zur Gewichtsabnahme!

Weiterhin sind in dieser Tabelle die Gehalte an Kohlenhydraten (KH) insgesamt sowie speziell an Saccharose (Sacc.), also Haushaltszucker, angegeben. Saccharose ist das beliebteste Süßungsmittel in Deutschland. Da viele Diätwillige auf Zucker verzichten möchten und eine zuckerreiche Ernährung generell zu vermeiden ist – auch wenn er keine primäre Gefahr für die Gesundheit darstellt –, ist dieser Wert mit aufgeführt.

Im Ampelprinzip werden darüber hinaus der GLYX-Faktor sowie der Sattfaktor angegeben. Der GLYX-Faktor eines Lebensmittels ist hier bewertet nach dem Gehalt an Ballaststoffen sowie den blutzuckerrelevanten Kohlenhydraten Glukose, Saccharose und Stärke. Da Fette und Eiweiße keine nennenswerte Auswirkung auf den Blutzuckerspiegel haben, erhalten eiweiß- und fettreiche Lebensmittel mit geringem

Kohlenhydratanteil auch keinen GLYX-Wert. Die Spalte mit dem GLYX-Faktor bleibt in solchen Fällen leer.

Der Sattfaktor bewertet den Gehalt an Ballaststoffen. Er gibt also Auskunft darüber, wie sich die Sättigungseigenschaft eines Lebensmittels in Bezug zu seinem Kaloriengehalt erweist. Dieser Faktor hilft Ihnen somit »satt abzunehmen«.

Das Ampelprinzip an sich ist ganz einfach: Wie bei der Verkehrsampel heißt Rot »Stopp«. In diesem Falle bedeutet Rot aber nicht das totale Verbot, sondern nur besondere Vorsicht. Beachten Sie immer, dass es grundsätzlich keine gesunden oder ungesunden Lebensmittel gibt, sondern vielmehr die Mischung der Lebensmittel den Gesundheits- oder Krankheitswert ausmacht. Grün ist das Optimum und heißt »Freie Fahrt« – also reichlich essen. Mit Grün bewertete Lebensmittel sind für Ihre Gesundheit einfach besser als gelbe oder rote. Wenn Sie sich im Durchschnitt »gelb« ernähren, ernähren Sie sich sozusagen neutral – weder besonders gesundheitsfördernd noch krankheitsauslösend. Die Mehrzahl der von Ihnen aufgenommenen Lebensmittel sollte aus den Bereichen Gelb und Grün sein. Und keine Sorge: Auch rote Lebensmittel können Sie natürlich genießen, aber versuchen Sie auf alle Fälle Rot immer durch Grün in einer Mahlzeit auszugleichen, quasi zu »entschärfen«. Außerdem gilt die Regel: In einer Mahlzeit sollten immer alle Hauptnährstoffe vorkommen – so ernähren Sie sich auch mit Low Carb abwechslungsreich und ausgewogen.

Produktbezeichnung	Portion in g	kcal pro Portion	KH in g pro Portion	Sacc. in g pro Portion	GLYX-Faktor	Satt-faktor
A						
Aal gegart	180	385	0,0	0,0		
Aal gekocht in Dill	250	680	13,6	0,2		
Aal geräuchert	75	218	0,0	0,0		
Aal grün	250	530	6,4	2,1		
Aal in grüner Sauce	250	465	9,9	0,1		
Acerola	120	24	4,3	1,3		
Acerolanektar	200	92	22,3	21,1		
Acerolasaft	200	48	9,2	4,7		
Agar-Agar, Trockenprodukt	5	3	0,4	0,1		
Algen frisch	5	2	0,1	0,0		
Altbier	330	135	11,6	0,0		
Altbierbowle	200	160	29,6	20,5		
Ambrosiacreme	150	275	33,9	30,2		
Amerikaner	100	315	52,5	28,0		
Ananas frisch	125	74	16,4	10,3		
Ananas gegart	125	76	17,1	10,8		
Ananas kandiert	25	66	16,1	10,7		
Ananas, Konserve	125	109	25,4	22,2		
Ananascreme	150	240	29,2	26,4		
Ananasgelee	250	205	47,0	41,6		
Ananaskonfitüre	25	70	17,0	16,5		
Ananasnektar	200	140	33,3	28,9		
Ananassaft	200	118	26,7	17,9		
Anchovis	5	16	0,0	0,0		
Anis	5	4	0,4	0,0		
Anisplätzchen	50	193	38,5	22,4		
Apfel frisch	125	60	13,1	2,9		
Apfel gegart	125	68	14,9	3,3		
Apfel getrocknet	25	70	15,3	3,4		
Apfel im Schlafrock	250	523	81,7	45,0		
Apfelauflauf	250	403	80,1	40,6		
Apfelessig	15	3	0,1	0,0		
Apfelgrütze	250	123	27,9	14,8		

Produktbezeichnung	Portion in g	kcal pro Portion	KH in g pro Portion	Sacc. in g pro Portion	GLYX-Faktor	Satt-faktor
Apfelkaltschale	350	151	35,2	21,6	🟡	🟡
Apfelkompott	250	158	36,2	17,2	🟡	🟡
Apfelkrapfen	60	94	13,1	5,3	🟡	🔴
Apfelkraut gesüßt	25	61	14,3	9,3	🟡	🟡
Apfelkuchen aus Hefeteig	150	216	37,5	6,9	🟡	🟡
Apfelkuchen aus Rührteig	150	321	42,6	18,9	🟡	🔴
Apfelkuchen gedeckt, aus Hefeteig	100	171	31,5	13,4	🟡	🟡
Apfelkuchen gedeckt, aus Mürbeteig	150	344	51,2	21,7	🟡	🔴
Apfelmeerrettich	60	80	7,5	3,2	🟢	🟢
Apfelmus	250	165	38,0	21,8	🟡	🟡
Apfelpfannkuchen	250	360	35,3	2,8	🟡	🔴
Apfelreis	250	240	41,1	9,4	🟡	🔴
Apfelsaft	200	98	21,2	4,7	🔴	🔴
Apfelschmarrn	200	424	57,8	15,7	🟡	🔴
Apfelstreuselkuchen aus Mürbeteig	150	348	46,8	23,1	🟡	🔴
Apfelstrudel	150	248	39,1	9,7	🟡	🟡
Apfeltorte französisch, aus Blätterteig	100	199	27,8	8,7	🟡	🟡
Apfelvollkornkeks	50	205	25,6	0,6	🟡	🟡
Apfelwein	130	86	9,5	0,0	🟡	🔴
Appenzeller, 50 % F.i.Tr.	30	116	0,0	0,0		🔴
Apricot Brandy	20	61	6,5	0,0	🟡	🔴
Aprikose frisch	40	17	3,4	2,1	🟢	🟢
Aprikose gegart	50	22	4,5	2,7	🟢	🟢
Aprikose getrocknet	25	62	12,6	7,6	🟡	🟢
Aprikose, Konserve	125	98	22,0	19,8	🔴	🟡
Aprikosencreme	150	252	26,9	25,1	🟡	🟡
Aprikosenkompott	250	148	32,8	26,6	🟡	🟢
Aprikosenkonfitüre	25	68	16,5	16,2	🔴	🔴
Aprikosennektar	200	116	27,3	24,8	🔴	🔴
Aprikosensaft	200	88	18,4	12,1	🔴	🔴

Produktbezeichnung	Portion in g	kcal pro Portion	KH in g pro Portion	Sacc. in g pro Portion	GLYX-Faktor	Satt-faktor
Aprikosenteilchen aus Blätterteig	70	188	23,1	9,8	○●○	●○○
Aprikosentorte aus Nussrührteig	120	288	33,4	21,8	○●○	●○○
Arme Ritter	150	384	65,9	31,5	○●○	●○○
Arrak	20	46	0,0	0,0		●○○
Artischocken frisch	100	10	1,2	0,3	○○●	○○●
Artischocken gegart	100	20	2,1	0,5	○○●	○○●
Artischocken, Konserve	150	29	3,1	0,7	○○●	○○●
Artischockenboden frisch	150	33	3,9	0,9	○○●	○○●
Artischockenboden, Konserve	150	24	2,6	0,6	○○●	○○●
Aspikaufguss, weiß	5	1	0,0	0,0		●○○
Aubergine frisch	150	26	3,7	0,2	○○●	○○○
Aubergine, gefüllt und überbacken	300	402	20,0	0,3	○●○	●○○
Aubergine gegart	150	26	3,7	0,2	○○●	○○○
Auberginen und Tomaten, überbacken	250	318	9,9	1,4	○●○	○●○
Auberginenmus mit Zitronenmarinade	150	116	4,9	1,1	○○●	○○○
Auberginenscheiben frittiert	250	203	19,1	0,3	○●○	○○○
Austern	100	63	3,9	0,0	○●○	●○○
Avocado	125	204	0,4	0,0	○●○	○●○
Avocado-Cremesuppe	350	448	2,0	0,1	○●○	○●○

>> **B**

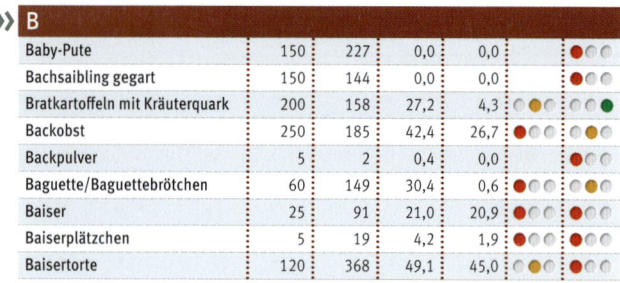

Produktbezeichnung	Portion in g	kcal pro Portion	KH in g pro Portion	Sacc. in g pro Portion	GLYX-Faktor	Satt-faktor
Baby-Pute	150	227	0,0	0,0		●○○
Bachsaibling gegart	150	144	0,0	0,0		●○○
Bratkartoffeln mit Kräuterquark	200	158	27,2	4,3	○●○	○○●
Backobst	250	185	42,4	26,7	●○○	○○○
Backpulver	5	2	0,4	0,0		●○○
Baguette/Baguettebrötchen	60	149	30,4	0,6	●○○	○○○
Baiser	25	91	21,0	20,9	●○○	●○○
Baiserplätzchen	5	19	4,2	1,9	●○○	●○○
Baisertorte	120	368	49,1	45,0	○●○	●○○

Produktbezeichnung	Portion in g	kcal pro Portion	KH in g pro Portion	Sacc. in g pro Portion	GLYX-Faktor	Satt-faktor
Bambussprossen	50	9	0,5	0,0	grün	grün
Bambussprossen, Konserve	50	7	0,3	0,0	grün	grün
Banane frisch	100	95	21,4	11,0	gelb	gelb
Banane gebacken	50	79	12,6	5,2	gelb	gelb
Banane getrocknet	25	73	16,3	8,4	rot	gelb
Bananennektar	200	108	25,4	21,1	rot	rot
Bananenquark	250	315	50,9	31,6	rot	rot
Barbecuesauce	45	54	4,3	0,6	grün	gelb
Barsch gegart	180	63	0,0	0,0		rot
Barschfilet gegart	150	140	0,0	0,0		rot
Basilikum frisch	5	2	0,3	0,0	grün	grün
Basilikum getrocknet	5	3	0,4	0,1	grün	grün
Batate/Süßkartoffel	150	167	36,1	5,1	gelb	grün
Bauchspeck (Schwein)	30	239	0,0	0,0		rot
Bauernbratwurst	150	459	0,3	0,0		rot
Bauernfrühstück	350	343	35,3	1,3	gelb	gelb
Bauernleberwurst	30	107	0,3	0,0		rot
Bauernsalat griech.	150	165	3,4	0,2	grün	gelb
Baumkuchen	50	214	25,9	17,1	gelb	rot
Baumstamm mit Vanillecreme	70	218	20,3	9,1	gelb	rot
Baumwollsaatöl	12	106	0,0	0,0		rot
Bavaria Blue, 60 % F.i.Tr.	30	105	0,0	0,0		rot
Bayerische Creme	200	430	27,4	20,6	grün	rot
Béchamelkartoffeln	250	200	23,8	0,6	gelb	gelb
Béchamelsauce	60	55	3,7	0,1	grün	rot
Beefsteak deutsch	200	444	15,3	0,4	grün	rot
Beefsteak Hamburger Art	200	244	2,8	0,5		rot
Beerenobst, frisch	125	89	19,5	0,5	grün	grün
Beifuß frisch	5	2	0,3	0,0	grün	grün
Bel Paese, 50 % F.i.Tr.	30	112	0,0	0,0		rot
Bergkäse, 50 % F.i.Tr.	30	126	0,0	0,0		rot
Berliner/Pfannkuchen	60	193	25,9	2,5	gelb	rot
Berliner Knacker (Wurst)	150	489	0,4	0,0		rot

Produktbezeichnung	Portion in g	kcal pro Portion	KH in g pro Portion	Sacc. in g pro Portion	GLYX-Faktor	Satt-faktor
Berliner Weiße mit Schuss	200	106	13,8	7,7	🔴⚪⚪	🔴⚪⚪
Bienenstich aus Hefeteig	100	300	33,0	13,1	🟡⚪⚪	🔴⚪⚪
Bienenstichtorte gefüllt, aus Hefeteig	100	353	35,2	18,6	🟡⚪⚪	🔴⚪⚪
Bier alkoholarm	330	182	35,8	0,3	🔴⚪⚪	🔴⚪⚪
Bier alkoholfrei	330	86	17,7	0,0	🔴⚪⚪	🔴⚪⚪
Bier Doppelbock	330	205	12,5	0,0	🔴⚪⚪	🔴⚪⚪
Bier dunkel	330	122	9,2	0,0	🔴⚪⚪	🔴⚪⚪
Bier Eisbock	330	287	12,0	0,0	🔴⚪⚪	🔴⚪⚪
Bier Export hell	330	145	10,6	0,0	🔴⚪⚪	🔴⚪⚪
Bier Kölsch	330	152	13,2	0,0	🔴⚪⚪	🔴⚪⚪
Bier mit Limonade (Radler)	330	112	16,3	0,5	🔴⚪⚪	🔴⚪⚪
Bier Hefeweizen (hell)	330	125	10,0	0,0	🔴⚪⚪	🔴⚪⚪
Bier Pils hell	330	139	10,3	0,0	🔴⚪⚪	🔴⚪⚪
Bier Starkbier	330	198	15,2	0,0	🔴⚪⚪	🔴⚪⚪
Bier Weizenbier	330	142	10,0	0,0	🔴⚪⚪	🔴⚪⚪
Bierhefe frisch	5	17	1,3	0,0		⚪⚪🟢
Bierhefe getrocknet	3	10	0,8	0,0		⚪⚪🟢
Bierhefe-Tabletten	5	17	1,3	0,0		⚪⚪🟢
Bierschinken	30	54	0,0	0,0		🔴⚪⚪
Biersuppe	300	207	41,5	22,9	🟡⚪⚪	🔴⚪⚪
Bierteig	100	226	31,8	0,1	🟡⚪⚪	🔴⚪⚪
Bierwurst	30	76	0,1	0,0		🔴⚪⚪
Big Mac (Burger)	212	505	42,2	0,9		🔴⚪⚪
Bigosch	450	288	27,7	2,9	🟡⚪⚪	⚪🟡⚪
Bircher-Müsli mit Äpfeln und Sahne	150	218	26,6	12,6	🟡⚪⚪	⚪🟡⚪
Birkenpilz frisch	100	19	0,2	0,0	🟢⚪⚪	⚪⚪🟢
Birne frisch	140	69	16,1	2,4	🟢⚪⚪	⚪⚪🟢
Birne gegart	125	69	16,2	2,4	🟢⚪⚪	⚪⚪🟢
Birne getrocknet	25	63	14,9	2,2	🟡⚪⚪	⚪⚪🟢
Birne, Konserve	125	105	24,8	17,9	🟡⚪⚪	⚪⚪🟢
Birnenkompott	250	150	36,1	18,1	🟡⚪⚪	⚪⚪🟢
Birnenkonfitüre	25	69	16,9	15,9	🔴⚪⚪	🔴⚪⚪

Produktbezeichnung	Portion in g	kcal pro Portion	KH in g pro Portion	Sacc. in g pro Portion	GLYX-Faktor	Satt-faktor
Birnenkraut ungesüßt	25	52	12,2	1,9	gelb	grün
Birnennektar	200	136	32,8	23,0	rot	rot
Birnensaft	200	108	25,7	6,1	rot	rot
Biskuitrolle	100	273	57,6	42,6	rot	rot
Biskuitrolle mit Sahne	100	216	24,2	14,3	gelb	rot
Biskuitschnitte	100	391	48,2	26,8	gelb	rot
Bismarckhering, Konserve	65	117	2,1	1,2		rot
Bitterlikör	20	50	2,0	1,5		rot
Bittermandelessenz	10	3	0,0	0,0		rot
Bitterschokolade	20	79	9,2	8,9	gelb	grün
Blätterteig (Tiefkühlkost)	100	375	35,4	0,1	gelb	rot
Blätterteigtaschen mit Spinat und Feta	250	420	20,3	1,0	grün	gelb
Blattsalat mit Dressing	100	65	2,6	1,4	grün	grün
Blattspinat frisch	150	26	0,8	0,3	grün	grün
Blattspinat gegart	150	29	0,7	0,3	grün	grün
Blattspinat (Tiefkühlkost)	150	27	0,8	0,3	grün	grün
Blaubeerkompott	250	243	53,7	38,7	gelb	grün
Blauschimmelkäse, 50 % F.i.Tr.	30	107	0,3	0,0		rot
Bleichsellerie frisch	150	26	3,3	0,9	grün	grün
Bleichsellerie gegart	150	26	2,8	0,7	grün	grün
Bleichsellerietrunk	200	10	1,4	0,4	grün	gelb
Blinis	150	344	42,5	6,7	gelb	rot
Blumenkohl frisch	150	35	3,5	0,3	grün	grün
Blumenkohl gegart	150	27	2,4	0,2	grün	grün
Blumenkohl gesäuert	50	6	0,6	0,0	grün	grün
Blumenkohl mit Béchamelsauce	250	170	12,1	0,8	grün	grün
Blumenkohlauflauf	300	195	10,1	0,6	grün	grün
Blumenkohl-Cremesuppe	300	156	9,8	0,2	grün	rot
Blumenkohlgratin	300	513	6,1	0,5	grün	gelb
Blutwurst frisch, erhitzt	100	340	0,6	0,1		rot
Bockbier hell	330	198	15,2	0,0	rot	rot
Bockshornklee	5	3	0,5	0,2	grün	grün
Bockwurst	115	340	0,3	0,0		rot

Produktbezeichnung	Portion in g	kcal pro Portion	KH in g pro Portion	Sacc. in g pro Portion	GLYX-Faktor	Satt-faktor
Bockwurst mit Brötchen und Senf	180	554	35,1	0,8	gelb	rot
Bockwurst mit Kartoffelsalat und Senf	370	633	34,4	1,0	gelb	rot
Bockwurst mit Senf	120	414	0,8	0,2	–	rot
Bohnen grün, gegart	150	38	4,7	0,3	grün	grün
Bohnen grün, gesäuert	50	7	0,8	0,0	grün	grün
Bohnen grün, in Butter geschwenkt	250	183	8,0	0,5	grün	grün
Bohnen grün, in heller Sauce	250	125	11,3	0,4	grün	grün
Bohnen grün, Konserve	150	32	3,7	0,2	grün	grün
Bohnen weiß, gegart	150	168	25,4	0,8	grün	grün
Bohnen weiß, Konserve	150	98	14,9	0,4	grün	grün
Bohnen-Paprika-Salat	150	57	4,1	0,3	grün	grün
Bohneneintopf mit Birnen und Speck	450	356	35,4	3,2	grün	grün
Bohneneintopf, weiß, mit Rindfleisch	450	491	47,1	1,5	grün	grün
Bohnenkraut frisch	3	0	0,1	0,0	grün	grün
Bohnenkraut getrocknet	5	3	0,5	0,1	grün	grün
Bohnensalat weiß, mit Dressing	150	102	4,3	0,4	grün	grün
Bohnensprossen	100	41	5,8	0,1	gelb	grün
Bonbons	5	20	4,8	4,8	rot	rot
Borretsch frisch	5	1	0,1	0,0	grün	grün
Borretsch getrocknet	1	2	0,2	0,0	grün	grün
Borschtsch (Suppe mit Roter Bete)	350	140	8,8	5,8	gelb	gelb
Bouillabaisse	400	308	4,7	0,3	grün	rot
Bouillon	300	147	2,5	0,7	–	gelb
Bouillonkartoffeln	250	140	25,5	0,6	grün	grün
Boysenbeeren frisch	125	43	7,7	0,0	grün	grün
Boysenbeeren, Konserve	125	93	20,3	16,3	gelb	grün
Boysenbeerkonfitüre	25	67	16,3	15,8	rot	rot
Boysenbeernektar	200	100	23,6	20,7	rot	rot
Boysenbeersaft	200	78	14,6	2,9	rot	rot

Produktbezeichnung	Portion in g	kcal pro Portion	KH in g pro Portion	Sacc. in g pro Portion	GLYX-Faktor	Satt-faktor
Brandteig	100	201	15,7	0,1	○○●	●○○
Branntweinessig	15	3	0,1	0,0		●○○
Brät	100	285	0,0	0,0		●○○
Bratapfel	200	204	34,2	18,0	○●○	○●○
Bratapfel mit Vanillesauce	250	190	32,3	14,9	○●○	○●○
Bratensauce Trockenpulver	3	4	0,3	0,0		●○○
Bratensauce, Konserve	50	26	2,6	0,1		●○○
Brathering	200	554	8,4	0,1	○○●	●○○
Bratkartoffeln	250	220	34,2	0,7	○●○	○○●
Bratkartoffeln mit Speck und Zwiebeln	350	364	42,6	1,1	○●○	○●○
Bratlinge vegetarisch	100	147	7,6	0,3	○○●	○●○
Bratlinge vegetarisch, Trockenprodukt	30	89	15,1	0,7	○○●	○○●
Bratwurst	100	282	0,3	0,0		●○○
Bratwurst geräuchert	150	431	0,3	0,0		●○○
Bratwurst grob	150	470	0,4	0,0		●○○
Bratwurst mit Brötchen und Senf	180	475	31,8	0,8	○●○	●○○
Brause mit Fruchtgeschmack	200	84	20,0	0,8	●○○	●○○
Bregenwurst	150	348	0,6	0,0		●○○
Bremer Pinkel (Wurst)	100	210	17,9	0,3	○●○	●○○
Brennnessel frisch	150	74	7,2	0,7	○○●	○○●
Brennnessel getrocknet	1	3	0,3	0,0	○○●	○○●
Brennnesseltrunk	200	34	3,1	0,3	○○●	●○○
Brick, 50 % F.i.Tr.	30	107	0,0	0,0		●○○
Brie, 40 % F.i.Tr.	30	77	0,0	0,0		●○○
Brie, 50 % F.i.Tr.	30	101	0,0	0,0		●○○
Brie, 60 % F.i.Tr.	30	109	0,0	0,0		●○○
Brioches ohne Füllung	100	268	35,0	3,5	○●○	●○○
Brokkoli frisch	150	39	3,8	0,7	○○●	○○●
Brokkoli gegart	150	35	2,8	0,5	○○●	○○●
Brokkoli mit gerösteten Mandeln	250	135	6,7	1,8	○○●	○○●
Brokkoli-Cremesuppe	300	111	11,8	0,6	○●○	○○●
Brokkoligratin	300	180	12,6	1,1	○○●	○○●

Produktbezeichnung	Portion in g	kcal pro Portion	KH in g pro Portion	Sacc. in g pro Portion	GLYX-Faktor	Satt-faktor
Brombeeren frisch	250	183	36,5	31,8	⚪⚪🟢	⚪⚪🟢
Brombeeren, Konserve	125	93	17,9	16,2	⚪🟡⚪	⚪⚪🟢
Brombeerkonfitüre	25	67	16,0	15,8	🔴⚪⚪	🔴⚪⚪
Brombeersaft	200	68	8,0	3,0	⚪⚪🟢	⚪🟡⚪
Brötchen	45	112	22,8	0,4	🔴⚪⚪	⚪🟡⚪
Brötchen mit Ölsamen	45	113	20,9	0,4	🔴⚪⚪	⚪🟡⚪
Brotfrucht	125	141	31,6	0,0	⚪⚪🟢	⚪⚪🟢
Brotpudding	250	435	44,4	18,4	⚪🟡⚪	🔴⚪⚪
Brotsuppe	400	368	26,8	0,7	⚪🟡⚪	🔴⚪⚪
Brühe gekörnt, instant	3	4	0,3	0,0		🔴⚪⚪
Brühwurst	100	296	0,3	0,0		🔴⚪⚪
Brunnenkresse frisch	25	5	0,5	0,1		⚪⚪🟢
Buchecker	20	118	6,0	0,1	⚪⚪🟢	🔴⚪⚪
Buchteln/Germknödel	90	314	43,9	11,8	⚪🟡⚪	🔴⚪⚪
Buchweizen geschält	40	136	28,4	0,1	🔴⚪⚪	⚪🟡⚪
Buchweizen geschält und gegart	180	164	33,6	0,1	🔴⚪⚪	⚪🟡⚪
Buchweizen Vollkorn	40	136	28,4	0,1	⚪🟡⚪	⚪⚪🟢
Buchweizenbrötchen	45	111	22,3	0,5	🔴⚪⚪	⚪🟡⚪
Buchweizengrütze	40	136	29,1	0,1	🔴⚪⚪	⚪🟡⚪
Buchweizengrütze gegart	180	130	27,2	0,1	🔴⚪⚪	⚪🟡⚪
Buchweizenmehl	10	35	7,8	0,0	🔴⚪⚪	⚪🟡⚪
Buchweizen-Vollkornmehl	10	34	6,7	0,0	⚪🟡⚪	⚪🟡⚪
Buchweizen-Vollkornbrot	60	129	25,7	0,2	⚪🟡⚪	⚪⚪🟢
Bückling	125	271	0,0	0,0		🔴⚪⚪
Bulgur	180	585	124,0	1,2	⚪⚪🟢	⚪⚪🟢
Burgunder	130	101	3,3	0,0	🔴⚪⚪	🔴⚪⚪
Burgunderbraten mit Sauce und Gemüse	350	294	7,7	1,5	⚪⚪🟢	⚪⚪🟢
Burgunderschinken in Aspik	30	36	0,1	0,0		🔴⚪⚪
Buschbohne grün	150	38	4,8	0,3	⚪⚪🟢	⚪⚪🟢
Buschbohnen grün, Konserve	150	32	3,7	0,2	⚪⚪🟢	⚪⚪🟢
Butter	20	148	0,1	0,0		🔴⚪⚪
Butter halbfett	20	76	0,7	0,0		🔴⚪⚪
Buttercremetorte aus Biskuitteig	100	316	31,4	15,7	⚪🟡⚪	🔴⚪⚪

Produktbezeichnung	Portion in g	kcal pro Portion	KH in g pro Portion	Sacc. in g pro Portion	GLYX-Faktor	Satt-faktor
Buttergebäck	50	249	29,8	12,8	🟡🟡⚪	🔴⚪⚪
Butterhörnchen	50	151	24,1	3,5	🟡🟡⚪	🔴⚪⚪
Butterkäse, 30 % F.i.Tr.	30	74	0,0	0,0		🔴⚪⚪
Butterkäse, 50 % F.i.Tr.	30	97	0,0	0,0		🔴⚪⚪
Butterkäse, 60 % F.i.Tr.	30	114	0,0	0,0		🔴⚪⚪
Butterkeks	5	24	3,1	0,0	🟡⚪⚪	🔴⚪⚪
Butterkuchen	100	376	46,9	14,8	🟡⚪⚪	🔴⚪⚪
Buttermilch	200	72	8,0	0,0	🟡⚪⚪	🔴⚪⚪
Buttermilch mit Fruchtzubereitung	200	150	28,4	20,8	🔴⚪⚪	🔴⚪⚪
Buttermilchgelee mit Erdbeeren	250	205	38,7	29,6	🔴⚪⚪	🔴⚪⚪
Buttermilch-Kaltschale	350	193	31,4	17,7	🔴⚪⚪	🔴⚪⚪
Buttermilchspeise	250	263	38,4	30,1	🔴⚪⚪	🔴⚪⚪
Buttermilchsuppe	350	217	37,0	16,9	🔴⚪⚪	🔴⚪⚪
Butterreis	250	318	58,8	0,1	🔴⚪⚪	🔴⚪⚪
Butterschmalz	15	132	0,0	0,0		🔴⚪⚪

» C

Produktbezeichnung	Portion in g	kcal pro Portion	KH in g pro Portion	Sacc. in g pro Portion	GLYX-Faktor	Satt-faktor
Cabanossi (Wurst)	150	677	0,5	0,0		🔴⚪⚪
Calvados	20	63	0,3	0,1		🔴⚪⚪
Camembert, 20 % F.i.Tr.	30	53	0,0	0,0		🔴⚪⚪
Camembert, 40 % F.i.Tr.	30	80	0,0	0,0		🔴⚪⚪
Camembert, 50 % F.i.Tr.	30	93	0,0	0,0		🔴⚪⚪
Camembert, 70 % F.i.Tr.	30	122	0,0	0,0		🔴⚪⚪
Camembert gebacken	140	400	26,1	0,9	🟡⚪⚪	🔴⚪⚪
Cannelloni alla napoletana	350	480	35,9	0,4	🟡⚪⚪	🔴⚪⚪
Cannelloni überbacken	350	515	56,3	0,4	🟡⚪⚪	🔴⚪⚪
Carissa	125	100	20,7	6,2	🟡⚪⚪	⚪⚪🟢
Cashewmus pur	20	123	5,4	2,4	⚪⚪🟢	🔴⚪⚪
Cashewnuss	20	114	6,1	2,7	⚪⚪🟢	🔴⚪⚪
Cashewkerne, geröstet und gesalzen	20	117	5,0	2,2	⚪⚪🟢	🔴⚪⚪
Cervelatwurst	30	111	0,1	0,0		🔴⚪⚪
Cevapcici mit Reis und Zwiebeln	150	354	19,1	0,6	🟡⚪⚪	🔴⚪⚪

Produktbezeichnung	Portion in g	kcal pro Portion	KH in g pro Portion	Sacc. in g pro Portion	GLYX-Faktor	Satt-faktor
Champagner	100	79	3,5	0,0	🔴⚪⚪	🔴⚪⚪
Champignons frisch	100	15	0,6	0,0	⚪⚪🟢	⚪⚪🟢
Champignons gefüllt	250	308	9,5	0,4	⚪⚪🟢	🔴⚪⚪
Champignons gegart	100	15	0,5	0,0	⚪⚪🟢	⚪⚪🟢
Champignons getrocknet	25	53	1,9	0,1	⚪🟢⚪	⚪⚪🟢
Champignons, Konserve	100	14	0,5	0,0	⚪⚪🟢	⚪⚪🟢
Champignons in Sahnesauce	250	178	4,4	0,2	⚪🟢⚪	⚪⚪🟢
Champignon-Cremesuppe	320	102	2,1	0,0	⚪🟡⚪	⚪⚪🟢
Champignon-Cremesuppe, Trockenprodukt	25	98	11,8	0,4	⚪🟡⚪	⚪⚪🟢
Champignonpastete mit Mürbeteig	200	630	18,1	0,1	⚪🟡⚪	⚪⚪🟢
Champignonsauce mit Weißwein	60	55	3,1	0,1		⚪⚪🟢
Cheddar, 50 % F.i.Tr.	30	122	0,0	0,0		🔴⚪⚪
Cheeseburger	117	302	31,4	0,4	⚪🟡⚪	🔴⚪⚪
Cherimoya	125	81	16,8	5,7	⚪⚪🟢	⚪⚪🟢
Cherry Brandy	20	61	6,5	0,0	🔴⚪⚪	⚪⚪🟢
Chester, 20 % F.i.Tr.	30	74	0,0	0,0		⚪⚪🟢
Chester, 30 % F.i.Tr.	30	88	0,0	0,0		⚪⚪🟢
Chester, 50 % F.i.Tr.	30	118	0,0	0,0		🔴⚪⚪
Chicoree frisch	50	9	1,2	0,1	⚪⚪🟢	⚪⚪🟢
Chicoree mit Käse überbacken	150	108	2,9	0,2	⚪🟢⚪	⚪🟡⚪
Chicoreesalat mit Dressing	150	165	5,9	2,6	⚪🟢⚪	🔴⚪⚪
Chili con Carne	250	200	6,8	0,3	⚪🟢⚪	⚪⚪🟢
Chiligewürz	1	3	0,3	0,0	⚪⚪🟢	
Chilisauce mit Tomaten	20	25	4,4	2,1	⚪🟡⚪	⚪⚪🟢
Chinakohl frisch	150	21	1,8	0,4	⚪🟢⚪	⚪⚪🟢
Chinakohl gegart	150	18	1,3	0,3	⚪🟢⚪	⚪⚪🟢
Chinesische Suppe	350	273	13,7	0,9	⚪🟡⚪	🔴⚪⚪
Clementine frisch	40	18	3,6	2,3	⚪⚪🟢	⚪⚪🟢
Clementinen, Konserve	125	100	22,3	20,2	🔴⚪⚪	⚪🟡⚪
Clementinennektar	200	124	28,6	25,9	🔴⚪⚪	🔴⚪⚪
Clementinensaft	200	88	17,2	11,9	🔴⚪⚪	🔴⚪⚪
Cocktail-Dressing, Fertigprodukt	25	144	0,8	0,3		🔴⚪⚪

Produktbezeichnung	Portion in g	kcal pro Portion	KH in g pro Portion	Sacc. in g pro Portion	GLYX-Faktor	Satt-faktor
Cocktailkirsche	25	66	16,1	10,0	●○○	●○○
Cocktailwürstchen, Konserve	10	30	0,0	0,0		●○○
Cognac	20	47	0,4	0,1		●○○
Cola	200	122	21,7	11,8	●○○	●○○
Cola kalorienarm/light	200	8	0,2	0,1		●○○
Cordon bleu vom Kalb	150	275	10,8	0,7	○●○	●○○
Cordon bleu vom Schwein	150	326	13,9	0,9	○●○	●○○
Corned Beef	30	42	0,0	0,0		●○○
Corned Beef, Konserve	150	189	0,3	0,0		●○○
Cornflakes	30	107	23,7	0,7	●○○	○○●
Cornflakes mit Milch und Zucker	150	287	57,9	30,7	●○○	○●○
Couscous	250	565	80,3	0,8	○●○	○○●
Crème fraîche, 40 %	25	93	0,5	0,0		●○○
Cremeeis	75	141	14,9	10,1	○●○	●○○
Cremespeisenpulver	3	11	2,8	0,0	●○○	●○○
Cremetorte aus Biskuitteig	100	316	31,4	15,7	○●○	●○○
Cremetorte aus Rührteig	100	261	35,2	18,8	○●○	●○○
Crêpes Suzette	200	378	48,7	20,8	○●○	●○○
Croissant	70	356	31,4	2,4	○●○	●○○
Croque (Sandwich) mit Mozzarella und Tomaten	200	416	47,3	0,9	○●○	●○○
Croque (Sandwich) mit Salami, Salat und Tomaten	170	425	47,5	0,9	○●○	●○○
Croque (Sandwich) mit Schinken, Käse und Tomaten	235	531	46,8	1,6	○●○	●○○
Cumberlandsauce	45	90	20,8	19,2	●○○	●○○
Curaçao (Likör)	20	64	5,7	5,5	●○○	●○○
Curry-Grillsauce	20	27	5,7	4,2	●○○	○●○
Curry-Ketchup	20	22	4,8	0,2	●○○	●○○
Currypulver	1	3	0,5	0,1		○○●
Currysauce indisch	60	38	3,3	0,1	○●○	○○●
Currywurst mit Curryketchup	100	264	2,7	0,1	○●○	●○○

Produktbezeichnung	Portion in g	kcal pro Portion	KH in g pro Portion	Sacc. in g pro Portion	GLYX-Faktor	Satt-faktor
D						
Dampfnudeln	110	281	37,6	7,3	gelb	rot
Dana blue, 50 % F.i.Tr.	30	104	0,0	0,0		rot
Danbo, 45 % F.i.Tr.	30	97	0,0	0,0		rot
Datteln frisch	100	280	65,0	0,1	gelb	grün
Datteln getrocknet	25	71	16,5	0,0	gelb	grün
Debreziner (Wurst)	150	495	0,4	0,0		rot
Debreziner Bohnengulasch	350	322	11,8	0,7	grün	grün
Dessertwein	50	95	6,0	0,0	rot	grün
Dicke Bohnen gegart	150	149	17,4	0,5	grün	grün
Dicke Bohnen getrocknet	50	163	23,8	1,4	grün	grün
Dicke Bohnen, Konserve	150	108	15,1	0,9	grün	grün
Dicke Bohnen in heller Sauce	250	215	26,7	1,2	grün	grün
Dicke Bohnen-Eintopf mit Speck	450	756	60,0	1,8	grün	grün
Dickmilch, 0,3 %	150	51	6,3	0,0	gelb	grün
Dickmilch, 1,5 %	150	69	6,2	0,0	gelb	grün
Dickmilch, 3,5 %	150	96	6,0	0,0	gelb	grün
Dickmilch mit Früchten, 0,3 %	150	110	21,3	15,2	gelb	gelb
Dickmilch mit Früchten, 1,5 %	150	125	21,2	15,2	gelb	gelb
Dickmilch mit Früchten, 3,5 %	150	146	21,1	15,2	gelb	rot
Dickmilch mit Müsli	150	186	25,8	8,2	gelb	grün
Dill frisch	5	3	0,4	0,1	grün	grün
Dill getrocknet	1	3	0,4	0,1	grün	grün
Dillgurke sauer	50	4	0,7	0,2	grün	grün
Distelöl	12	105	0,0	0,0		rot
Dominosteine	48	185	34,5	10,8	gelb	rot
Donauwelle	70	218	21,5	12,2	gelb	rot
Döner Kebab	350	665	84,1	1,6	gelb	rot
Dörrpflaumenkompott	250	173	38,2	19,9	gelb	grün
Dosenschinken	30	36	0,3	0,3		rot
Dresdner Stollen	100	408	46,7	9,2	gelb	rot
Dukatenplätzchen	50	258	25,0	13,4	gelb	rot

Produktbezeichnung	Portion in g	kcal pro Portion	KH in g pro Portion	Sacc. in g pro Portion	GLYX-Faktor	Satt-faktor
E						
Eclairs mit Sahne	100	294	18,5	5,1	○●○	●○○
Edamer, 30 % F.i.Tr.	30	77	0,0	0,0		●○○
Edamer, 40 % F.i.Tr.	30	95	0,0	0,0		●○○
Edamer, 45 % F.i.Tr.	30	106	0,0	0,0		●○○
Edelkastanie gegart	60	101	21,0	6,3	○●○	○○●
Edelkastanie geröstet	60	143	19,8	5,9	○●○	○○●
Edelkastanienmehl	10	18	3,7	1,1	○●○	○○●
Edelkastanienmus	20	36	7,4	2,2	○●○	○○●
Edelpilzkäse, 45 % F.i.Tr.	30	91	0,0	0,0		●○○
Edelpilzkäse, 50 % F.i.Tr.	30	107	0,0	0,0		●○○
Edelpilzkäse, 60 % F.i.Tr.	30	128	0,0	0,0		●○○
Ei gebraten	60	98	0,4	0,0		○○●
Ei gekocht	60	92	0,4	0,0		○○●
Ei mit Senfsauce	130	163	4,9	0,2	○○●	●○○
Ei pochiert (verlorenes Ei)	120	185	0,8	0,0		○○●
Eier russisch	120	242	3,6	0,5	○○●	●○○
Eierflockensuppe	330	112	2,9	0,2		●○○
Eierlikör	20	57	5,6	5,3	○●○	●○○
Eierpfannkuchen	250	525	55,0	0,2	○●○	●○○
Eierpfannkuchen mit Äpfeln	270	359	51,0	19,5	○●○	●○○
Eierstich, Suppeneinlage	30	33	0,8	0,0		●○○
Eigelb/Dotter	22	77	0,1	0,0		○○●
Eintopf mit Birnen, Kartoffeln und Fleisch	450	351	38,9	3,9	○○●	○○●
Eintopf mit Gemüse	450	243	35,7	4,0	○●○	○○●
Eis mit Sahne	100	136	10,7	7,4	○○●	●○○
Eis mit Sahne und Früchten	150	189	17,7	13,1	○○●	●○○
Eisbaisertorte	250	595	87,1	80,0	○●○	●○○
Eisbecher »Birne Helene«	300	549	55,2	41,3	○●○	●○○
Eisbecher »Pfirsich Melba«	250	445	73,2	66,9	○●○	●○○
Eisbein, gepökelt und gekocht	250	363	2,4	2,4		●○○
Eisbergsalat	50	7	0,8	0,1	○○●	○○●

Produktbezeichnung	Portion in g	kcal pro Portion	KH in g pro Portion	Sacc. in g pro Portion	GLYX-Faktor	Satt-faktor
Eiscreme	75	120	23,0	20,1	○●○	●○○
Eiskaffee	250	573	16,2	8,9	○●○	●○○
Eiskonfekt	12	63	6,8	6,8	○●○	○●○
Eiswein, Beerenauslese	130	127	7,7	0,0	●○○	●○○
Eiszapfen weiß (Gemüse)	100	14	1,9	0,1	○○●	○○●
Eiklar	38	19	0,3	0,0		○○●
Elisenlebkuchen	25	103	12,3	11,8	○●○	○●○
Emmentaler, 45 % F.i.Tr.	30	115	0,0	0,0		●○○
Endiviensalat	50	6	0,2	0,1	○○●	○○●
Ente gebraten, mit Orangensauce	300	654	9,8	1,5	○●○	●○○
Ente gebraten, mit Haut	150	261	0,0	0,0		●○○
Entenfett	15	132	0,0	0,0		●○○
Entenklein gebraten	150	365	0,0	0,0		●○○
Entenklein gegart	150	266	0,0	0,0		●○○
Entenleber	125	164	4,4	0,0	○●○	●○○
Entenschenkel gegart	150	273	0,0	0,0		●○○
Erbsen gekeimt	100	32	1,9	0,0	○●○	○○●
Erbsen grün	150	123	18,5	7,4	○●○	○○●
Erbsen grün, gedünstet mit Kräutern	250	303	34,5	17,2	○●○	○○●
Erbsen grün, gegart	150	126	18,9	7,6	○●○	○○●
Erbsen grün, getrocknet	50	144	21,2	8,5	○○●	○○●
Erbsen grün, getrocknet und gegart	150	158	23,2	9,3	○○●	○○●
Erbsen grün, in heller Sauce	250	218	31,6	11,9	○●○	○○●
Erbsen grün, Konserve	150	105	14,8	5,9	○●○	○○●
Erbsen-Mais-Gemüse, Konserve	250	298	26,0	7,3	○○●	○○●
Erbsen und Möhren in heller Sauce	250	135	13,9	3,6	○○●	○○●
Erbseneintopf mit Würstchen	450	405	32,2	1,4	○○●	○○●
Erbsenpüree (von Trockenerbsen)	250	235	31,6	1,4	○●○	○○●
Erbsensuppe	400	244	16,7	5,2	○○●	○○●
Erbsensuppe mit Speck	400	344	35,9	1,4	○●○	○○●

Produktbezeichnung	Portion in g	kcal pro Portion	KH in g pro Portion	Sacc. in g pro Portion	GLYX-Faktor	Satt-faktor
Erbswurst	30	92	3,7	0,2	○○● (grün)	○●○ (gelb)
Erdbeeren frisch	125	40	6,9	1,2	○○● (grün)	○○● (grün)
Erdbeer-Bowle	200	158	12,1	5,9	○●○ (gelb)	●○○ (rot)
Erdbeercreme	200	322	26,0	18,9	○●○ (gelb)	●○○ (rot)
Erdbeeren, Konserve	125	83	18,6	16,6	●○○ (rot)	○●○ (gelb)
Erdbeereis	100	105	19,4	13,9	●○○ (rot)	●○○ (rot)
Erdbeerkonfitüre	25	67	16,3	15,8	●○○ (rot)	●○○ (rot)
Erdbeersahnetorte	100	202	23,7	11,8	○●○ (gelb)	●○○ (rot)
Erdnüsse	20	112	1,7	0,7	○○● (grün)	○●○ (gelb)
Erdnüsse dragiert	25	133	6,6	5,7	○●○ (gelb)	○●○ (gelb)
Erdnüsse geröstet	20	116	1,9	0,8	○○● (grün)	○●○ (gelb)
Erdnüsse geröstet und gesalzen	20	114	1,9	0,7	○○● (grün)	○●○ (gelb)
Erdnussbutter	20	119	2,4	1,2	○○● (grün)	○●○ (gelb)
Erdnussflips	25	132	11,3	0,3	○●○ (gelb)	●○○ (rot)
Erdnusskrokant	20	87	16,3	16,1	●○○ (rot)	●○○ (rot)
Erdnussmus	20	116	2,1	0,8	○○● (grün)	○●○ (gelb)
Erdnussöl	12	105	0,0	0,0		●○○ (rot)
Erdnussplätzchen	50	260	21,8	12,7	○○● (grün)	○●○ (gelb)
Esrom, 45 % F.i.Tr.	30	94	0,0	0,0		●○○ (rot)
Essig/Weinessig	15	3	0,1	0,0		●○○ (rot)
Essig-Kräuter-Sauce	45	239	0,7	0,1		●○○ (rot)
Essigmarinade	45	136	0,5	0,4		●○○ (rot)
Estragon frisch	5	2	0,3	0,1	○○● (grün)	○○● (grün)
Estragon getrocknet	1	3	0,4	0,1	○○● (grün)	○●○ (gelb)

Produktbezeichnung	Portion in g	kcal pro Portion	KH in g pro Portion	Sacc. in g pro Portion	GLYX-Faktor	Satt-faktor
Fasan	150	203	0,0	0,0		●○○ (rot)
Feige frisch	20	13	2,6	0,1	○○● (grün)	○○● (grün)
Feige getrocknet	25	71	14,5	0,5	○●○ (gelb)	○○● (grün)
Felchen gegart	180	140	0,0	0,0		●○○ (rot)
Felchen geräuchert	75	81	0,0	0,0		●○○ (rot)
Feldsalat	50	7	0,4	0,1	○○● (grün)	○○● (grün)
Fenchel frisch	150	38	4,3	0,6	○○● (grün)	○○● (grün)

Produktbezeichnung	Portion in g	kcal pro Portion	KH in g pro Portion	Sacc. in g pro Portion	GLYX-Faktor	Satt-faktor
Fenchel gegart	150	33	3,3	0,4	○○● (grün)	○○● (grün)
Fenchelgemüse gedünstet	200	106	6,0	1,3	○○● (grün)	○○● (grün)
Fenchelsamen frisch	5	17	1,8	0,3	○○● (grün)	○○● (grün)
Fetakäse	30	71	0,0	0,0		●○○ (rot)
Filetsteak vom Rind gebraten	200	296	0,3	0,0		●○○ (rot)
Filetsteak mit Kräuterbutter	200	548	1,2	0,2		●○○ (rot)
Fisch in Gelee	125	233	0,0	0,0		●○○ (rot)
Fisch paniert (Tiefkühlkost)	150	177	19,6	0,6	●○○ (rot)	●○○ (rot)
Fischauflauf mit Gemüse	300	213	8,2	0,4	○○● (grün)	●○○ (rot)
Fischbrühe	300	69	2,2	0,3		●○○ (rot)
Fischcurry mit Sauce	300	297	11,8	0,6	○●○ (gelb)	●○○ (rot)
Fischfilet paniert	200	346	28,1	1,1	○●○ (gelb)	●○○ (rot)
Fischfrikadelle	120	190	12,6	0,3	○●○ (gelb)	●○○ (rot)
Fischfrikassee mit Sauce	300	321	11,0	0,9	○●○ (gelb)	●○○ (rot)
Fischkroketten	180	193	8,7	0,3	○●○ (gelb)	●○○ (rot)
Fischsalat mit Gemüse und Mayonnaise	100	94	3,0	1,1	○●○ (gelb)	○●○ (gelb)
Fischsalat mit Salatsauce	100	189	1,1	0,5		●○○ (rot)
Fischstäbchen gebraten	150	290	21,2	0,7	○●○ (gelb)	●○○ (rot)
Fischstäbchen (Tiefkühlkost)	150	177	19,6	0,6	●○○ (rot)	●○○ (rot)
Fischsuppe gebunden	400	492	10,1	0,4	○●○ (gelb)	●○○ (rot)
Fladenbrot	50	118	24,0	0,4	●○○ (rot)	○●○ (gelb)
Flädle, Trockenprodukt	60	211	41,0	0,2	●○○ (rot)	●○○ (rot)
Flädlesuppe	330	221	19,9	0,3	●○○ (rot)	●○○ (rot)
Flammeri (Pudding) mit Erdbeeren	250	360	29,4	18,1	○●○ (gelb)	●○○ (rot)
Fleischextrakt, instant	5	9	0,1	0,0		●○○ (rot)
Fleisch-Gemüse-Pie	200	442	33,6	1,3	○○● (grün)	○○● (grün)
Fleischbrühe	300	147	2,5	0,7		○●○ (gelb)
Fleischbrühe mit Gemüseeinlage	350	140	3,1	0,2	○●○ (gelb)	●○○ (rot)
Fleischbrühe mit Nudeln	330	215	18,4	0,7	○●○ (gelb)	●○○ (rot)
Fleischbrühe-Fertigprodukt, Würfel	5	7	0,6	0,0		●○○ (rot)
Fleischkäse einfach	30	95	0,1	0,0		●○○ (rot)

Produktbezeichnung	Portion in g	kcal pro Portion	KH in g pro Portion	Sacc. in g pro Portion	GLYX-Faktor	Satt-faktor
Fleischkäse grob	30	81	0,1	0,0		🔴⚪⚪
Fleischkäse im Teigmantel	200	710	19,1	0,1	⚪🟡⚪	🔴⚪⚪
Fleischklößchen	50	96	4,0	0,2	⚪🟡⚪	🔴⚪⚪
Fleischpastete	350	875	63,0	0,8	⚪🟡⚪	🔴⚪⚪
Fleischpirogge mit Sauerkraut	350	592	54,5	3,2	⚪⚪🟢	⚪🟡⚪
Fleischtomate	150	26	3,9	0,2	⚪⚪🟢	⚪⚪🟢
Fleischwurst	30	85	0,1	0,0		🔴⚪⚪
Fleischwurst im Blätterteig	200	662	23,4	0,3	⚪🟡⚪	🔴⚪⚪
Flunder gegart	180	83	0,0	0,0		🔴⚪⚪
Flunder geräuchert	75	76	0,0	0,0		🔴⚪⚪
Flunder paniert	200	358	18,5	0,8	⚪🟡⚪	🔴⚪⚪
Flunderfilet	150	143	0,0	0,0		🔴⚪⚪
Flunderfilet gegart	150	168	0,0	0,0		🔴⚪⚪
Flusskrebse gegart	100	92	1,3	0,0		🔴⚪⚪
Fondant (Zuckermasse)	20	71	17,6	17,6	🔴⚪⚪	🔴⚪⚪
Fondantkonfekt	20	76	17,1	13,1	🔴⚪⚪	🔴⚪⚪
Forelle blau	200	236	0,0	0,0		🔴⚪⚪
Forelle gegart	180	115	0,0	0,0		🔴⚪⚪
Forelle geräuchert	75	90	0,0	0,0		🔴⚪⚪
Forelle »Müllerin Art«	200	354	7,8	0,1	⚪🟡⚪	🔴⚪⚪
Forelle paniert	200	376	18,9	0,8	⚪🟡⚪	🔴⚪⚪
Forellenfilet	150	170	0,0	0,0		🔴⚪⚪
Forellenfilet gegart	150	185	0,0	0,0		🔴⚪⚪
Frankfurter Kranz	70	254	22,5	13,6	⚪🟡⚪	🔴⚪⚪
Frankfurter Würstchen	100	276	0,2	0,0		🔴⚪⚪
French Dressing, Fertigprodukt	25	52	1,2	0,8		🔴⚪⚪
Frikadelle	70	109	3,5	0,1	⚪🟡⚪	🔴⚪⚪
Frischkäse, 50 % F.i.Tr.	30	84	1,0	0,0		🔴⚪⚪
Frischkäse, 60 % F.i.Tr.	30	101	0,8	0,0		🔴⚪⚪
Frischkäse, 70 % F.i.Tr.	30	113	0,8	0,0		🔴⚪⚪
Frischkäse mit Kräutern, 60 % F.i.Tr.	30	75	0,7	0,0		🔴⚪⚪
Frischkäse mit Kräutern, Magerstufe	30	27	0,9	0,0		🔴⚪⚪

Produktbezeichnung	Portion in g	kcal pro Portion	KH in g pro Portion	Sacc. in g pro Portion	GLYX-Faktor	Satt-faktor
Frischkäsezubereitung, 10 %	30	25	1,1	0,0		● ○ ○
Frischkäsezubereitung, 30 %	30	34	1,1	0,0		● ○ ○
Frischkäsezubereitung, 40 %	30	45	1,0	0,0		● ○ ○
Frischkäsezubereitung, 50 %	30	85	1,0	0,0		● ○ ○
Frischkäsezubereitung, 60 %	30	102	0,7	0,0		● ○ ○
Frittierfett	15	132	0,0	0,0		● ○ ○
Fruchtdickmilch mit Süßstoff	150	93	6,8	0,3	○ ○ ●	● ○ ○
Früchtebrot	45	158	23,8	8,9	○ ● ○	● ○ ○
Früchtebrot aus Rührteig	70	245	37,0	13,8	○ ● ○	● ○ ○
Früchtecreme	200	228	37,1	16,4	○ ● ○	● ○ ○
Fruchteis	75	99	21,0	17,7	● ○ ○	● ○ ○
Früchtemüsli	40	136	24,1	1,5	○ ● ○	○ ○ ●
Früchtequark	250	258	43,7	30,3	● ○ ○	● ○ ○
Früchtetee	125	1	0,3	0,0		● ○ ○
Fruchtgummi	5	9	2,3	1,2		● ○ ○
Fruchtjoghurt mit Süßstoff	150	96	6,8	0,3	○ ○ ●	○ ● ○
Fruchtquark mit Süßstoff	150	110	6,8	0,3	○ ○ ●	○ ● ○
Fruchtgetränk Zitrus	200	94	22,4	0,9	● ○ ○	● ○ ○
Fruchtsaftgetränk Zitrus, kalorienarm	200	24	5,2	0,2	○ ● ○	● ○ ○
Fruchtsaftgetränk Beerenobst	200	102	24,4	4,9	● ○ ○	● ○ ○
Fruchtsaftgetränk Trauben	200	124	29,3	2,7	● ○ ○	● ○ ○
Fruchtsaftlikör	20	61	6,5	0,0	● ○ ○	● ○ ○
Fruchtschaumdessert Trockenpulver	150	164	39,4	0,0	● ○ ○	● ○ ○
Fruchtschnitten	50	157	22,2	9,5	○ ● ○	● ○ ○
Fruchtsirup	25	72	17,7	16,9	● ○ ○	● ○ ○
Fruchtzucker	5	20	5,0	0,0	○ ○ ●	● ○ ○
Frühlingsquark mit Kartoffeln und Butter	400	412	31,3	0,5	○ ● ○	○ ● ○
Frühlingsrolle mit Gemüsefüllung	150	305	24,0	1,0	○ ● ○	● ○ ○
Frühlingssuppe klar	350	175	21,3	1,9	○ ● ○	○ ○ ●
Frühstücksfleisch	30	87	0,1	0,0		● ○ ○
Fürst-Pückler-Bombe	250	805	41,6	33,2	○ ○ ●	● ○ ○

G

Produktbezeichnung	Portion in g	kcal pro Portion	KH in g pro Portion	Sacc. in g pro Portion	GLYX-Faktor	Satt-faktor
Gaisburger Marsch (Eintopf), Konserve	500	720	65,5	1,2	○◐◐	●○○
Gans gegart	150	419	0,0	0,0		●○○
Gänsebraten mit Sauce	300	975	2,1	0,2		●○○
Gänsekeule überbacken, mit Sauce	300	561	11,8	6,1	○○●	●○○
Gänseklein gegart	150	437	0,0	0,0		●○○
Gänseleber	125	164	6,3	0,0	○◐○	●○○
Gänseleber in Aspik	30	35	1,3	0,0		●○○
Gänseleberpastete	30	74	1,2	0,0		●○○
Gänseleberwurst mit Trüffeln	30	76	0,9	0,0		●○○
Gänseschmalz	15	132	0,0	0,0		●○○
Garnele	100	102	0,9	0,0		●○○
Garnelen-Cremesuppe, Konserve	250	520	1,8	0,0		●○○
Garnelensuppe, Konserve	250	220	2,0	0,0		●○○
Gartenkürbis frisch	150	20	3,3	0,5	○○●	○○●
Gartenkürbis gesäuert	50	4	0,5	0,1	○○●	○○●
Gartenkürbis, Konserve	150	14	2,1	0,3	○○●	○○●
Gazpacho	350	67	3,7	0,2	○○●	○○●
Geflügelbrühe	300	240	1,7	0,5		●○○
Geflügel-Cremesuppe	350	210	8,3	0,0	○○●	●○○
Geflügeldöner	350	574	76,6	1,5	●○○	●○○
Geflügelkraftbrühe	300	294	1,3	0,2		●○○
Geflügelkroketten	200	350	15,0	0,5	○◐○	●○○
Geflügelmortadella	30	52	0,1	0,0		●○○
Geflügelsalat mit Sahne	100	262	5,3	3,4	○○○	●○○
Gelatine	1	3	0,0	0,0		●○○
Gelee extra	25	65	15,8	14,9	●○○	●○○
Geleefrüchte	25	82	19,8	13,5	○◐○	○○●
Gemüse überbacken, in Käsesauce	350	312	20,3	4,0	○○●	○○●
Gemüsebratling	200	264	24,0	1,4	○○●	○◐○
Gemüsebrühe	300	57	1,5	0,6	○○●	○○●

Produktbezeichnung	Portion in g	kcal pro Portion	KH in g pro Portion	Sacc. in g pro Portion	GLYX-Faktor	Satt-faktor
Gemüseburger	200	236	34,6	4,1	⚪🟡🟡	⚪🟡🟢
Gemüse-Cremesuppe	350	130	14,1	0,9	⚪🟡🟡	⚪🟡🟢
Gemüseeintopf	350	252	7,8	2,0	⚪🟡🟡	⚪🟡🟢
Gemüseeintopf mit Hammel	450	410	4,8	1,3	⚪🟢🟢	🔴⚪⚪
Gemüseeintopf mit Rind	450	212	21,3	2,7	⚪🟡🟢	⚪⚪🟢
Gemüseeintopf mit Weißkohl	450	234	31,8	1,4	⚪🟡🟡	⚪⚪🟢
Gemüsemischung gegart	150	51	7,1	2,2	⚪🟡🟡	⚪⚪🟢
Gemüsemischung, Konserve	150	48	6,6	2,0	⚪🟡🟡	⚪⚪🟢
Gemüseplatte mit Kartoffeln	250	200	21,6	1,8	⚪🟡🟢	⚪🟡🟢
Gemüsereis	250	228	40,3	0,9	⚪🟡🟡	⚪🟡🟢
Gemüsesalat gegart, mit Essigmarinade	150	57	8,5	3,4	⚪🟡🟡	⚪⚪🟢
Gemüsesalat gegart, mit Joghurtdressing	150	62	7,5	2,2	⚪🟡🟡	⚪⚪🟢
Gemüsesalat gegart, mit Mayonnaise	150	131	7,1	2,3	⚪🟡🟢	⚪⚪🟢
Gemüsesuppe italienisch	350	133	16,3	2,1	⚪🟡🟡	⚪⚪🟢
Gemüsesuppe mit Graupen	450	189	20,4	2,2	⚪🟡🟡	⚪⚪🟢
Gemüsetrunk	200	24	3,6	1,1	⚪🟡🟡	⚪🟡🟢
Gemüsezwiebel	80	22	3,9	0,8	⚪🟡🟡	⚪⚪🟢
Genever	20	39	0,0	0,0		🔴⚪⚪
Germknödel	330	842	90,3	44,8	⚪🟡🟡	⚪🟡🟢
Gerste Vollkorn	40	128	25,7	0,4	⚪🟢🟢	⚪🟡🟢
Gerste Vollkorn, gegart	180	184	36,3	0,6	⚪🟡🟡	⚪🟡🟢
Gerstenbrot	45	95	20,0	0,3	🔴⚪⚪	⚪🟡🟡
Gerstenflocken	40	126	26,4	0,4	🔴⚪⚪	⚪🟡🟢
Gerstenmehl	10	34	6,9	0,1	🔴⚪⚪	⚪⚪🟡
Gerstensuppe Bündner Art	350	116	15,6	1,6	⚪🟡🟡	⚪⚪🟡
Getränkepulver Orange	25	96	22,5	0,9	🔴⚪⚪	🔴⚪⚪
Getreidebratling	200	236	33,5	0,6	⚪🟡🟡	⚪⚪🟢
Getreidesprossen	12	8	1,6	0,1	⚪🟡🟡	⚪⚪🟢
Gewürzgurke	50	8	0,9	0,2	⚪🟢🟢	⚪⚪🟢
Gewürzkuchen aus Rührteig	70	252	33,3	17,1	⚪🟡🟡	🔴⚪⚪
Gewürzmischung, chinesisch	1	3	0,3	0,0		⚪⚪🟢

Produktbezeichnung	Portion in g	kcal pro Portion	KH in g pro Portion	Sacc. in g pro Portion	GLYX-Faktor	Satt-faktor
Gin	20	52	0,0	0,0		🔴○○
Glühwein	200	210	29,5	26,0	🔴○○	🔴○○
Glutamat/Natriumglutamat	0,5	2	0,0	0,0		🔴○○
Glutenfleisch braun	30	41	2,3	0,1		🔴○○
Goldbackfisch (Tiefkühlkost)	150	225	8,6	0,0	○🟡○	🔴○○
Gorgonzola	30	107	0,0	0,0		🔴○○
Gouda, 30 % F.i.Tr.	30	77	0,0	0,0		🔴○○
Gouda, 40 % F.i.Tr.	30	90	0,0	0,0		🔴○○
Gouda, 60 % F.i.Tr.	30	126	0,0	0,0		🔴○○
Grahambrot	40	85	16,5	0,2	○🟡○	○○🟢
Granatapfel, frisch	125	98	20,9	0,4	○○🟢	○○🟢
Granatapfelsaft	200	154	33,7	3,3	🔴○○	🔴○○
Grand Marnier (Likör)	20	64	5,7	5,5	🔴○○	🔴○○
Grapefruit, frisch	100	50	9,0	3,5	○○🟢	○🟡○
Grapefruitkonfitüre	25	69	16,6	16,1	🔴○○	🔴○○
Grapefruitnektar	200	128	28,4	24,0	🔴○○	🔴○○
Grapefruitsaft	200	96	16,9	8,2	🔴○○	🔴○○
Graubrot	45	95	20,0	0,3	🔴○○	○🟡○
Graubrot mit Ölsamen	45	102	19,3	0,3	○🟡○	○🟡○
Graubrot mit Sesam	45	101	19,3	0,3	○🟡○	○🟡○
Graubrot mit Zwiebeln	45	92	19,4	0,3	○🟡○	○○🟢
Graupen, Perlgraupen	20	68	14,2	0,2	🔴○○	○🟡○
Graupensuppe	350	172	21,1	0,8	○🟡○	○🟡○
Greyerzer, 50 % F.i.Tr.	30	122	0,0	0,0		🔴○○
Grießbrei	200	146	22,9	11,4	○🟡○	🔴○○
Grießflammerie mit Mandeln	250	400	42,9	22,2	○🟡○	🔴○○
Grießklößchensuppe	350	504	38,4	0,5	○🟡○	🔴○○
Grießklöße	250	378	46,5	0,5	○🟡○	○🟡○
Grießnockerln	30	133	7,2	0,1	○🟡○	🔴○○
Grießpudding	250	545	51,4	15,4	○🟡○	🔴○○
Grießschnitten	250	435	59,4	17,8	○🟡○	🔴○○
Grießsuppe aus Milch	350	340	46,3	19,2	○🟡○	🔴○○
Grießsuppe mit Gemüseeinlage	400	188	19,0	0,5	○🟡○	○🟡○

Produktbezeichnung	Portion in g	kcal pro Portion	KH in g pro Portion	Sacc. in g pro Portion	GLYX-Faktor	Satt-faktor
Grillsauce Barbecue	20	29	6,3	4,1	🔴○○	○🟡○
Grillsauce mexikanisch	20	12	1,6	0,1	○○🟢	○○🟢
Grillsteak	250	398	0,0	0,0		🔴○○
Grüner Bohneneintopf mit Hammel	450	378	28,3	0,8	○🟡○	○🟡○
Grüner Bohneneintopf mit Rind	450	275	30,1	1,0	○🟡○	○○🟢
Grüne Sauce	45	106	1,4	0,2		🔴○○
Grünkern-Gemüse-Bratling	200	288	35,8	0,9	○🟡○	○○🟢
Grünkern Vollkorn	40	130	25,3	0,3	○🟡○	○○🟢
Grünkern Vollkorn gegart	180	187	35,7	0,4	○🟡○	○○🟢
Grünkernsuppe	350	347	11,2	0,7	○🟡○	🔴○○
Grünkohl frisch	150	56	3,8	1,0	○🟢○	○○🟢
Grünkohl gegart	150	42	2,3	0,6	○🟢○	○○🟢
Grünkohl, Konserve	150	50	3,0	0,7	○🟢○	○○🟢
Grünkohleintopf mit Kochwurst	450	392	18,9	1,7	○○🟢	○○🟢
Grünkohleintopf mit Schweinebauch	450	522	10,8	2,2	○○🟢	○🟡○
Grützblutwurst	30	72	2,8	0,1		🔴○○
Guave frisch	100	38	6,7	1,6	○○🟢	○○🟢
Guave, Konserve	100	76	16,5	13,9	○🟡○	○○🟢
Guavennektar	200	102	23,8	21,4	🔴○○	🔴○○
Gulaschsuppe	400	248	14,8	0,6	○○🟢	○○🟢
Gulaschsuppe, Konserve	250	275	6,5	0,7	○🟡○	🔴○○
Gummibonbons	5	9	2,3	1,2	🔴○○	🔴○○
Gurken frisch	150	14	2,0	0,1	○○🟢	○○🟢
Gurken gegart	150	18	2,7	0,1	○○🟢	○○🟢
Gurken, Konserve	150	15	2,1	0,1	○○🟢	○○🟢
Gurken sauer	50	4	0,6	0,1	○○🟢	○○🟢
Gurken süßsauer	50	9	1,4	0,5	○🟡○	○○🟢
Gurken-Rahmsuppe mit Dill	300	126	6,4	0,6	○○🟢	○🟡○
Gurkensalat mit Dressing	150	62	4,2	1,0	○○🟢	○🟡○
Gurkensalat mit Joghurt	150	87	4,4	1,2	○○🟢	🔴○○
Gurkentrunk	200	8	1,2	0,1	○○🟢	🔴○○

Produktbezeichnung	Portion in g	kcal pro Portion	KH in g pro Portion	Sacc. in g pro Portion	GLYX-Faktor	Satt-faktor
H						
Hackbällchen auf Tomate	250	323	10,0	0,7	⚪⚪🟢	🔴⚪⚪
Hackbraten mit Sauce	380	680	16,8	0,8	🟡🟢⚪	🔴⚪⚪
Hackfleisch Schwein, gegart	100	264	0,0	0,0		🔴⚪⚪
Hackfleisch Schwein, roh	100	250	0,0	0,0		🔴⚪⚪
Hackfleisch gemischt, gegart	100	239	0,4	0,0		🔴⚪⚪
Hackfleisch gemischt, roh	100	221	0,3	0,0		🔴⚪⚪
Hackfleisch Rind, gegart	100	223	0,7	0,0		🔴⚪⚪
Hackfleisch Rind, roh	100	202	0,5	0,0		🔴⚪⚪
Hackfleischsauce	75	83	4,1	0,1	⚪⚪🟢	🔴⚪⚪
Hacksteak, Fertiggericht	150	282	1,6	0,2		🔴⚪⚪
Hacksteak gegart	200	402	3,3	0,0	⚪⚪🟢	🔴⚪⚪
Hafer gegart	180	207	33,7	0,5	⚪🟡⚪	⚪🟡⚪
Hafervollkorn	40	141	23,9	0,4	⚪🟡⚪	⚪🟡⚪
Haferbrei	250	403	50,4	20,8	⚪🟡⚪	🔴⚪⚪
Haferflocken	40	148	25,3	0,4	⚪🟡⚪	⚪🟡⚪
Haferflocken gegart	80	63	10,4	0,2	⚪🟡⚪	⚪🟡⚪
Haferflocken Vollkorn	40	148	25,3	0,4	⚪🟡⚪	⚪🟡⚪
Haferflocken-Nussgebäck	50	237	21,4	9,8	🟡⚪⚪	🔴⚪⚪
Haferflocken-Plätzchen	50	209	25,1	10,0	⚪🟡⚪	🔴⚪⚪
Hafergrütze	40	148	26,3	0,4	⚪🟡⚪	⚪🟡⚪
Hafergrütze gegart	180	194	33,3	0,5	⚪🟡⚪	⚪🟡⚪
Hafervollkornbrot	50	103	20,0	0,3	⚪🟡⚪	⚪⚪🟢
Hagebutte frisch	125	135	24,1	2,4	⚪⚪🟢	⚪⚪🟢
Hagebutte gegart	125	140	24,9	2,5	⚪🟡⚪	⚪⚪🟢
Hagebuttenkonfitüre	25	74	17,5	15,9	🔴⚪⚪	🔴⚪⚪
Hähnchen gegart	150	284	0,0	0,0		🔴⚪⚪
Hähnchen gegrillt	250	435	0,0	0,0		🔴⚪⚪
Hähnchen Innereien	125	184	7,6	0,0	⚪🟡⚪	🔴⚪⚪
Hähnchenbrust	150	153	0,0	0,0		🔴⚪⚪
Hähnchenflügel	150	312	0,0	0,0		🔴⚪⚪
Hähnchenklein gegart	150	342	0,0	0,0		🔴⚪⚪
Hähnchenschenkel gegart	150	321	0,0	0,0		🔴⚪⚪

Produktbezeichnung	Portion in g	kcal pro Portion	KH in g pro Portion	Sacc. in g pro Portion	GLYX-Faktor	Satt-faktor
Halbbitterkuvertüre	25	99	16,0	14,4	🟡🟡⚪	⚪⚪🟢
Hallimasch (Pilz) frisch	100	15	0,1	0,0	🟢⚪⚪	⚪⚪🟢
Halwa (Süßspeise)	50	190	43,7	35,0	🔴⚪⚪	⚪⚪🟢
Hamburger	103	253	30,7	0,5	🟢⚪⚪	🔴⚪⚪
Hamburger Aalsuppe	400	328	19,0	8,3	⚪🟢⚪	🟡⚪⚪
Hamburger Pfannfisch	250	268	20,8	0,9	🟡🟡⚪	🟡⚪⚪
Hammelbraten	125	278	0,0	0,0		🔴⚪⚪
Hammelbrust gegart	125	256	0,0	0,0		🔴⚪⚪
Hammelfilet gegart	125	188	0,0	0,0		🔴⚪⚪
Hammelkeule gegart	125	339	0,0	0,0		🔴⚪⚪
Hammelkotelett gegart	150	389	0,0	0,0		🔴⚪⚪
Hammellende gegart	125	186	0,0	0,0		🔴⚪⚪
Hammeltalg	15	110	0,0	0,0		🔴⚪⚪
Hartkäse, 30 % F.i.Tr.	30	107	0,0	0,0		🔴⚪⚪
Hartkäse, 40 % F.i.Tr.	30	115	0,0	0,0		🔴⚪⚪
Hartkäse, 50 % F.i.Tr.	30	122	0,0	0,0		🔴⚪⚪
Hartkäse Magerstufe	30	50	0,0	0,0		🔴⚪⚪
Hartkaramell gefüllt	5	18	4,4	2,2	🔴⚪⚪	🔴⚪⚪
Hase gegart	150	230	0,0	0,0		🔴⚪⚪
Haselnuss	20	127	2,1	1,3	⚪🟢⚪	⚪🟡⚪
Haselnussberge	50	234	22,1	16,1	🟡⚪⚪	🔴⚪⚪
Haselnusscreme	200	472	26,8	20,0	⚪🟢⚪	🔴⚪⚪
Haselnussflammeri	250	320	36,2	20,0	🟡⚪⚪	🔴⚪⚪
Haselnusskrokant	20	90	16,4	16,2	🟡⚪⚪	🔴⚪⚪
Haselnusskugeln	50	263	25,0	12,5	🟡⚪⚪	🔴⚪⚪
Haselnussmark ungezuckert	20	130	2,2	1,3	⚪⚪🟢	🔴⚪⚪
Haselnussmus	20	130	2,2	1,3	⚪⚪🟢	🔴⚪⚪
Haselnussöl	12	106	0,0	0,0		🔴⚪⚪
Hasenbraten mit Sauce	200	340	3,8	0,6	⚪🟢⚪	🔴⚪⚪
Hasenpfeffer mit Sauce	350	536	7,3	0,9	🟡⚪⚪	🔴⚪⚪
Hasenragout	350	214	9,1	1,9	🟡⚪⚪	🔴⚪⚪
Hausmacher Blutwurst	30	103	0,2	0,0		🔴⚪⚪
Hausmacher Leberwurst, Konserve	30	90	0,3	0,0		🔴⚪⚪

Produktbezeichnung	Portion in g	kcal pro Portion	KH in g pro Portion	Sacc. in g pro Portion	GLYX-Faktor	Satt-faktor
Hausmacher Sülze, Konserve	30	83	0,1	0,0		●○○
Havarti, 45 % F.i.Tr.	30	97	0,0	0,0		●○○
Hecht gegart	180	90	0,0	0,0		●○○
Hechtfilet gegart	150	140	0,0	0,0		●○○
Hechtfilet paniert	200	338	18,9	0,8	○●○	●○○
Hefe frisch	5	4	0,1	0,0		○○●
Hefeaufstrich mit Champignon (Paste)	20	38	0,8	0,1		○●○
Hefeaufstrich mit Getreide (Paste)	20	38	1,6	0,0		●○○
Hefeaufstrich mit Kräutern (Paste)	20	39	0,8	0,0		●○○
Hefeaufstrich mit Olive (Paste)	20	50	0,8	0,0		●○○
Hefeboller	50	161	21,7	7,5	○●○	●○○
Hefebrüheextrakt	5	15	0,6	0,0		●○○
Hefebrüheextrakt mit Gemüse	5	13	0,5	0,0		●○○
Hefebrüheextrakt mit Gemüse, gekörnt	5	12	1,1	0,0		●○○
Hefebrüheextrakt mit Gemüse, Paste	5	9	0,2	0,0		●○○
Hefeextrakt, Aufstrich	20	63	0,5	0,0		●○○
Hefeflocken	3	11	1,0	0,0		○●○
Hefegranulat	5	18	1,7	0,0		○●○
Hefeklöße aus dem Backofen	180	502	75,7	2,3	○●○	●○○
Hefeplinsen	150	338	43,6	5,2	○●○	●○○
Hefeteig	100	302	43,7	6,3	○●○	●○○
Hefezopf	100	302	46,6	5,4	○●○	●○○
Heidelbeeren frisch	125	53	9,3	0,4	○○●	○○●
Heidelbeeren gegart	125	55	9,7	0,4	○○●	○○●
Heidelbeeren, Konserve	125	93	20,1	16,5	○●○	○○●
Heidelbeerkonfitüre	25	68	16,4	15,8	●○○	●○○
Heidelbeerkonfitüre mit Süßstoff	25	17	4,5	0,0	○○●	○○●
Heidesand (Gebäck)	50	231	29,6	14,6	○●○	●○○
Heilbutt gegart	180	158	0,0	0,0		●○○
Heilbutt gegrillt	200	342	2,1	0,5		●○○

Produktbezeichnung	Portion in g	kcal pro Portion	KH in g pro Portion	Sacc. in g pro Portion	GLYX-Faktor	Satt-faktor
Heilbutt geräuchert	75	77	0,0	0,0		●○○
Heilbutt paniert	200	360	18,5	0,8	○○●	●○○
Heilbuttfilet	150	146	0,0	0,0		●○○
Heilbuttfilet gegart	150	168	0,0	0,0		●○○
Hering gegart	180	286	0,0	0,0		●○○
Hering geräuchert	75	163	0,0	0,0		●○○
Hering grün, gegrillt	200	502	0,0	0,0		●○○
Hering, Konserve	65	132	0,0	0,0		●○○
Heringsfilet frisch	150	309	0,0	0,0		●○○
Heringsfilet gegart	150	356	0,0	0,0		●○○
Heringsfilet in Dillrahmcreme	90	155	1,9	0,9		●○○
Heringsfilet in Kräuterbuttercreme	90	185	2,8	0,9		●○○
Heringsfilet in Sahne-Meerrettich	90	158	1,7	1,0		●○○
Heringsfilet in Senfcreme	90	158	2,2	1,5		●○○
Heringsfilet in Tomatensauce	90	166	1,6	0,9		●○○
Heringsfilet Matjesart	90	188	0,0	0,0		●○○
Heringsfilet mit Remouladensauce	230	458	7,9	0,9	○●○	●○○
Heringsfilet paniert	250	658	22,7	1,0	○○●	●○○
Heringssalat mit Äpfeln und Zwiebeln	150	266	3,1	0,7	○●○	●○○
Heringssalat mit Roter Bete und Äpfeln	150	228	9,7	2,9	○●○	●○○
Himbeeren frisch	125	43	6,0	1,2	○○●	○○●
Himbeeren, Konserve	125	85	18,2	16,6	○●○	○○●
Himbeergeist	20	48	0,0	0,0		●○○
Himbeerkompott	250	165	34,1	27,1	○●○	○○●
Himbeerkonfitüre	25	67	16,2	15,8	●○○	○○●
Himbeersaft	200	78	12,1	4,7	●○○	●○○
»Himmel und Erde«	350	245	47,6	3,4	○●○	○○●
»Himmel und Erde« mit Blutwurst	350	574	30,0	4,2	○○●	●○○
Hinterschinken	30	36	0,3	0,3		●○○

Produktbezeichnung	Portion in g	kcal pro Portion	KH in g pro Portion	Sacc. in g pro Portion	GLYX-Faktor	Satt-faktor
Hirsch gegart	150	224	0,0	0,0		●○○
Hirschbraten mit Sauce	400	352	6,9	0,2	○●○	●○○
Hirschhornsalz	1	2	0,4	0,0		●○○
Hirschkotelett mit Pfifferlingen	350	515	9,2	1,6	○●○	○●○
Hirse ganzes Korn	20	66	12,8	0,3	○●○	○○●
Hirse gegart	180	205	38,9	0,8	●○○	○○●
Hirseflocken	40	142	27,5	0,6	●○○	○●○
Hirsevollkornbrot	50	109	21,2	0,1	●○○	○○●
Holunderbeeren frisch	125	60	9,3	0,3	○●○	○○●
Holunderbeeren gegart	125	63	9,7	0,4	○●○	○○●
Holunderbeersaft	200	100	16,6	3,3	●○○	●○○
Holundersuppe mit Äpfeln	350	165	36,2	19,0	○●○	○●○
Holundersuppe mit Äpfeln und Klößen	350	210	39,2	20,0	○●○	○●○
Holzofenbrot	45	95	20,0	0,3	●○○	○●○
Honig	25	77	18,8	0,6	○●○	●○○
Honigkuchen	70	251	47,5	9,4	●○○	●○○
Honigmelone	125	33	6,6	5,1	○●○	○○●
Huhn in Currysauce, Konserve	150	216	3,7	0,2	○○●	●○○
Hühnerbrühe gekörnt	3	4	0,3	0,0		●○○
Hühnerbrühe mit Nudeln	330	287	14,3	0,6	○●○	●○○
Hühnerbrühe mit Reis	350	123	13,0	1,1	○●○	○●○
Hühnerfrikassee	450	608	8,1	1,3	○○●	●○○
Hühnerpastete	30	78	2,3	0,0	○○●	●○○
Hühnersuppe gebunden	350	249	12,4	0,2	○○●	●○○
Hummer	100	86	0,5	0,0		●○○
Hummer gegart	100	88	0,5	0,0		●○○
Hummersalat mit Mayonnaise	150	194	4,7	2,0	○○●	●○○
Hummersuppe	400	492	10,1	0,4	○○●	●○○
Husarenkrapfen	50	267	25,7	9,1	○●○	●○○
Hüttenkäse, 10 % F.i.Tr.	30	27	0,5	0,0		●○○
Hüttenkäse, 20 % F.i.Tr.	30	31	0,8	0,0		●○○
Hüttenkäse Magerstufe	30	24	1,0	0,0		●○○

Produktbezeichnung	Portion in g	kcal pro Portion	KH in g pro Portion	Sacc. in g pro Portion	GLYX-Faktor	Satt-faktor
I						
Ingwer kandiert	25	65	15,7	10,1	🔴⚪⚪	🔴⚪⚪
Ingwerknolle	5	3	0,5	0,1	⚪🟢🟢	⚪🟡⚪
Ingwerpulver	1	3	0,6	0,1		⚪🟡⚪
Irish Stew	400	352	21,4	1,1	⚪🟢⚪	⚪🟡⚪
Italian Dressing	60	305	0,6	0,1		🔴⚪⚪
J						
Jagdwurst	30	65	0,1	0,0		🔴⚪⚪
Jagdwurstfettarm	30	62	0,0	0,0		🔴⚪⚪
Jägergrillsauce	20	22	4,8	4,0	🔴⚪⚪	⚪🟡⚪
Jägerpilzsuppe	320	102	2,7	0,0		🔴⚪⚪
Jägersauce	60	44	3,6	0,4	⚪🟢🟢	⚪🟡⚪
Jägerschnitzel	150	173	4,8	0,2	⚪🟢⚪	🔴⚪⚪
Jakobsmuscheln	100	77	5,9	0,0		🔴⚪⚪
Jarlsberg, 45 % F.i.Tr.	30	105	0,0	0,0		🔴⚪⚪
Jerome, 45 % F.i.Tr.	30	95	0,0	0,0		🔴⚪⚪
Joghurt, 0,3 %	150	57	6,3	0,0	⚪🟡⚪	🔴⚪⚪
Joghurt, 1,5 %	150	69	6,2	0,0	⚪🟡⚪	🔴⚪⚪
Joghurt, 3,5 %	150	99	6,0	0,0	⚪🟢⚪	🔴⚪⚪
Joghurt mit Früchten, 0,3 %	150	114	21,3	15,2	⚪🟡⚪	⚪🟡⚪
Joghurt mit Früchten, 1,5 %	150	125	21,2	15,2	⚪🟡⚪	⚪🟡⚪
Joghurt mit Früchten, 3,5 %	150	149	21,1	15,2	⚪🟡⚪	⚪🟡⚪
Joghurt mit Müsli	150	189	25,8	8,2	⚪🟡⚪	⚪🟡⚪
Joghurt mit Vanille und Nuss	150	171	27,3	22,5	⚪🟡⚪	🔴⚪⚪
Joghurtdressing	60	71	3,2	0,6	⚪⚪🔴	🔴⚪⚪
Johannisbeere rot	125	54	9,1	0,5	⚪🟢⚪	⚪⚪🟢
Johannisbeere schwarz	125	71	12,9	1,5	⚪🟡⚪	⚪⚪🟢
Johannisbeere schwarz, Konserve	125	103	21,8	17,1	⚪🟡⚪	⚪⚪🟢
Johannisbeere weiß	125	64	11,5	1,0	⚪🟡⚪	⚪⚪🟢
Johannisbeere weiß, Konserve	125	98	21,2	16,8	⚪🟡⚪	⚪⚪🟢
Johannisbeer-Kaltschale	350	193	42,5	26,9	⚪🟡⚪	⚪⚪🟢

Produktbezeichnung	Portion in g	kcal pro Portion	KH in g pro Portion	Sacc. in g pro Portion	GLYX-Faktor	Satt-faktor
Johannisbeerkonfitüre rot	25	68	16,4	15,8	🔴⚪⚪	🔴⚪⚪
Johannisbeerkonfitüre schwarz	25	69	16,7	15,9	🔴⚪⚪	🔴⚪⚪
Johannisbeerkuchen aus Hefeteig	150	374	55,3	20,8	⚪🟡⚪	⚪🟡⚪
Johannisbeernektar rot	200	134	31,1	28,3	🔴⚪⚪	🔴⚪⚪
Johannisbeernektar schwarz	200	140	32,3	28,5	🔴⚪⚪	🔴⚪⚪
Johannisbeersaft rot	200	204	44,7	33,5	🔴⚪⚪	🔴⚪⚪
Johannisbeersaft schwarz	200	228	49,5	34,6	🔴⚪⚪	🔴⚪⚪
Johannisbeersauce	60	64	14,4	10,5	🔴⚪⚪	⚪⚪🟢
Johannisbrotkernmehl	10	6	0,7	0,0	⚪🟢⚪	⚪⚪🟢

» K

Produktbezeichnung	Portion in g	kcal pro Portion	KH in g pro Portion	Sacc. in g pro Portion	GLYX-Faktor	Satt-faktor
Kabeljau auf Chinagemüse	300	213	3,5	0,4	⚪⚪🟢	⚪⚪🟢
Kabeljau gegart	180	117	0,0	0,0		🔴⚪⚪
Kabeljau paniert	200	330	18,6	0,8	⚪🟡⚪	🔴⚪⚪
Kabeljaufilet	150	116	0,0	0,0		🔴⚪⚪
Kabeljaufilet gegart	150	135	0,0	0,0		🔴⚪⚪
Kaffee schwarz (Getränk)	125	3	0,4	0,0		🔴⚪⚪
Kaffee Instantpulver	3	10	1,9	0,1		🔴⚪⚪
Kaffee mit Kondensmilch	125	8	0,8	0,3		🔴⚪⚪
Kaffee mit Kondensmilch und Zucker	125	18	3,1	2,7	🔴⚪⚪	
Kaffee mit Milch	125	5	0,6	0,0		🔴⚪⚪
Kaffee mit Milch und Zucker	125	15	2,9	2,4		🔴⚪⚪
Kaffee mit Zucker	125	13	2,8	2,5		🔴⚪⚪
Kaffee, Zichorienpulver	3	6	1,3	1,1		🔴⚪⚪
Kaffeecreme	200	266	31,9	26,6	⚪🟡⚪	⚪🟡⚪
Kaffeeersatzgetränk	125	3	0,6	0,0		🔴⚪⚪
Kaffeegebäck aus Blätterteig	70	302	27,1	9,8	⚪🟡⚪	🔴⚪⚪
Kaffeesahne, 10 %	5	6	0,2	0,0		🔴⚪⚪
Kaffeesahne, 15 %	5	8	0,2	0,0		🔴⚪⚪
Kaffeesahne, 20 %	5	10	0,2	0,0		🔴⚪⚪
Kaffeeweißer	3	16	1,7	0,0	🔴⚪⚪	🔴⚪⚪
Kaiserreis	200	312	36,4	15,4	⚪🟡⚪	🔴⚪⚪

Produktbezeichnung	Portion in g	kcal pro Portion	KH in g pro Portion	Sacc. in g pro Portion	GLYX-Faktor	Satt-faktor
Kaiserschmarrn	250	475	48,3	10,3	⚪🟡⚪	🔴⚪⚪
Kakao-Getränk, Trinkschokolade	200	262	41,7	33,1	⚪🟡⚪	🔴⚪⚪
Kakaobutter	20	176	0,0	0,0		🔴⚪⚪
Kakaogetränkepulver löslich	4	16	3,1	2,9	🔴⚪⚪	⚪🟡⚪
Kakaolikör	20	57	6,4	5,0	🔴⚪⚪	🔴⚪⚪
Kakaopulver, schwach entölt	4	14	0,4	0,3		⚪⚪🟢
Kakaopulver, stark entölt	4	10	0,5	0,0		⚪⚪🟢
Kaki frisch	125	89	20,0	1,2	⚪⚪🟢	⚪⚪🟢
Kaki gegart	125	93	20,9	1,3	⚪🟡⚪	⚪⚪🟢
Kalb Innereien gegart	125	183	6,9	0,0	⚪🟡⚪	🔴⚪⚪
Kalbfleisch gegart	150	206	0,0	0,0		🔴⚪⚪
Kalbfleischpastete	30	69	2,3	0,0		🔴⚪⚪
Kalbfleischsülze	30	33	0,1	0,0		🔴⚪⚪
Kalbfleischsuppe, Trockenprodukt	50	72	0,8	0,1		🔴⚪⚪
Kalbfleischwurst	30	96	0,1	0,0		🔴⚪⚪
Kalbsbraten gegart	125	171	0,0	0,0		🔴⚪⚪
Kalbsbraten, Konserve	150	144	2,3	0,1		🔴⚪⚪
Kalbsbries gegart	125	131	0,0	0,0		🔴⚪⚪
Kalbsfilet gebraten	150	293	0,0	0,0		🔴⚪⚪
Kalbsfilet gegart	150	213	0,0	0,0		🔴⚪⚪
Kalbsfrikassee	250	228	6,8	0,4	⚪🟡⚪	🔴⚪⚪
Kalbsfrikassee, Konserve	150	161	2,8	0,0		🔴⚪⚪
Kalbsgeschnetzeltes »Züricher Art«	250	325	5,2	0,6	⚪🟡⚪	🔴⚪⚪
Kalbsgulasch gegart	150	228	0,0	0,0		🔴⚪⚪
Kalbshaxe gegart	150	228	0,0	0,0		🔴⚪⚪
Kalbsherz gegart	125	138	0,1	0,0		🔴⚪⚪
Kalbskeule gegart	125	180	0,0	0,0		🔴⚪⚪
Kalbsklößchen	50	96	3,8	0,1	⚪🟡⚪	🔴⚪⚪
Kalbskotelett gegart	150	258	0,0	0,0		🔴⚪⚪
Kalbskotelett paniert	150	401	25,7	0,8	⚪🟡⚪	🔴⚪⚪
Kalbskotelett in Rahmsauce	200	268	3,3	0,4	⚪🟡⚪	🔴⚪⚪
Kalbskotelett mit Champignons	200	216	3,3	1,6	⚪🟡⚪	🔴⚪⚪

Produktbezeichnung	Portion in g	kcal pro Portion	KH in g pro Portion	Sacc. in g pro Portion	GLYX-Faktor	Satt-faktor
Kalbskotelett natur	150	276	0,0	0,0		🔴
Kalbsleber gebraten	250	380	12,9	0,0	🟡	🔴
Kalbsleberwurst	30	95	0,5	0,0		🔴
Kalbslende gegart	125	178	0,0	0,0		🔴
Kalbslendchen mit Sauce	150	260	2,8	0,4		🔴
Kalbsnacken, Kammstück, gegart	125	185	0,0	0,0		🔴
Kalbsragout mit Sauce	250	230	3,0	0,2	🟡	🔴
Kalbsroulade gegart	150	216	0,0	0,0		🔴
Kalbsschnitzel gegart	125	180	0,0	0,0		🔴
Kalbssteak gegart	150	204	0,0	0,0		🔴
»Kalte Ente« (alkohol. Getränk)	200	202	21,6	15,5	🔴	🔴
Kandierte Früchte	25	66	16,1	10,4	🔴	🔴
Kaninchen gegart	150	282	0,0	0,0		🔴
Kapern	5	21	2,6	0,5		🟢
Kapernsauce	60	52	3,7	0,3	🟡	🔴
Karamellcreme	200	216	33,4	19,8	🟡	🔴
Karamellflammerie	250	368	66,5	46,8	🟡	🔴
Karamellguss	15	51	12,5	12,5	🔴	🔴
Karamellsauce	60	96	14,7	13,2	🟡	🔴
Karausche gegart	180	130	0,0	0,0		🔴
Kardamom	1	3	0,6	0,0		🟢
Karottensalat sauer	50	10	1,6	0,5	🟢	🟢
Karpfen blau	200	234	0,0	0,0		🔴
Karpfen paniert	200	376	19,0	0,8	🟡	🔴
Karpfenfilet	150	174	0,0	0,0		🔴
Kartoffel	200	142	29,6	0,6	🟡	🟢
Kartoffel gegart, geschält	200	138	28,5	0,6	🟡	🟢
Kartoffel gegart, ungeschält	240	137	28,4	0,6	🟡	🟢
Kartoffel, Konserve	150	96	19,6	0,4	🔴	🟢
Kartoffel-Lauch-Cremesuppe	350	277	14,7	0,7	🟢	🟡
Kartoffel-Lauch-Speck	400	324	17,1	1,2	🟢	🟡
Kartoffel-Möhren-Eintopf mit Schwein	450	338	32,4	3,9	🟢	🟢

Produktbezeichnung	Portion in g	kcal pro Portion	KH in g pro Portion	Sacc. in g pro Portion	GLYX-Faktor	Satt-faktor
Kartoffel-Spinat-Auflauf	350	319	32,7	4,7	⚪🟡⚪	🟡⚪⚪
Kartoffelauflauf	350	536	33,5	0,7	⚪🟡⚪	🔴⚪⚪
Kartoffelbrei	250	198	32,4	0,6	🔴⚪⚪	⚪⚪🟢
Kartoffelbrei Pulver	25	82	17,8	0,4	🔴⚪⚪	🟡⚪⚪
Kartoffelchips	25	134	10,2	0,2	⚪🟡⚪	🔴⚪⚪
Kartoffelflocken, Trockenprodukt	30	98	21,3	0,4	🔴⚪⚪	⚪⚪🟢
Kartoffelgratin	350	375	39,1	0,7	🟡⚪⚪	⚪🟡⚪
Kartoffelklöße (rohe Kartoffeln)	200	158	25,0	0,5	⚪🟡⚪	⚪🟡⚪
Kartoffelklöße (Trockenprodukt)	30	98	22,1	0,4	🔴⚪⚪	🟡⚪⚪
Kartoffelklöße, halb und halb	200	188	33,4	0,7	⚪🟡⚪	⚪⚪🟢
Kartoffelklöße mit Backobst	250	300	52,1	14,7	⚪🟡⚪	⚪⚪🟢
Kartoffelkroketten	250	340	47,5	1,5	⚪🟡⚪	⚪🟡⚪
Kartoffelomelette mit Tomaten und Zwiebeln	550	495	60,1	1,3	⚪🟡⚪	⚪🟡⚪
Kartoffelpuffer	200	306	37,2	0,9	⚪🟡⚪	⚪🟡⚪
Kartoffelpüree	250	270	29,2	0,5	⚪🟡⚪	⚪🟡⚪
Kartoffelpüree Trockenpulver	250	240	27,6	0,6	⚪🟡⚪	⚪🟡⚪
Kartoffelsalat mit Dressing	250	268	26,8	0,7	⚪🟡⚪	⚪🟡⚪
Kartoffelsalat mit grüner Gurke und Öl	250	198	25,5	0,6	⚪🟡⚪	⚪⚪🟢
Kartoffelsalat mit Mayonnaise	250	253	31,9	0,7	⚪🟡⚪	⚪🟡⚪
Kartoffelstärke	10	34	8,3	0,0	🔴⚪⚪	🔴⚪⚪
Kartoffelsticks	25	123	11,5	0,2	⚪🟡⚪	🔴⚪⚪
Kartoffelsuppe	400	168	25,3	0,6	⚪🟡⚪	⚪🟡⚪
Kartoffelsuppe mit Gemüse	400	228	29,4	1,1	⚪🟡⚪	⚪⚪🟢
Kartoffelsuppe mit Speck und Zwiebeln	400	200	28,1	1,2	⚪🟡⚪	⚪🟡⚪
Kartoffelsuppe mit Wurst	400	344	28,4	1,1	⚪⚪🟢	⚪🟡⚪
Kartoffelwurst	30	91	1,6	0,0		🔴⚪⚪
Käse im Blätterteig	150	531	26,6	0,1	⚪🟡⚪	⚪🟡⚪
Käse-Wurst-Salat mit Essigmarinade	150	314	6,0	1,5	⚪🟡⚪	🔴⚪⚪
Käse-Cremesuppe mit Schmelzkäse	320	320	8,1	0,4	⚪🟡⚪	🔴⚪⚪
Käsefondue	270	683	4,8	0,1	⚪🟡⚪	🔴⚪⚪

Produktbezeichnung	Portion in g	kcal pro Portion	KH in g pro Portion	Sacc. in g pro Portion	GLYX-Faktor	Satt-faktor
Käsegebäck aus Blätterteig	70	369	24,4	0,1	○●○	●○○
Käseklößchen	30	119	4,6	0,0	○●○	●○○
Käseknusperchen aus Mürbeteig	50	252	16,4	0,2	○●○	●○○
Käsekuchen aus Mürbeteig	100	276	27,9	10,6	○●○	●○○
Käsenockerln	200	466	29,1	0,1	○●○	●○○
Käsesahnetorte	120	251	37,7	29,1	○●○	●○○
Käsesalat	150	318	7,9	4,3	○●○	●○○
Käseschinkenwurst	30	70	0,1	0,0		●○○
Käsesauce	60	67	3,6	0,0	○●○	●○○
Käsesoufflee	140	416	5,1	0,0	○●○	●○○
Käsespätzle	200	398	31,6	0,2	○●○	●○○
Käsesuppe italienisch	320	218	8,5	0,1	○●○	●○○
Käsetoast	100	298	10,3	0,3	○●○	●○○
Kasseler Aufschnitt	30	52	0,3	0,3		●○○
Kasseler im Teigmantel	300	678	30,8	2,2	○●○	●○○
Kasseler Pirogge	350	707	54,5	1,6	○●○	●○○
Katenrauchwurst	30	110	0,1	0,0		●○○
Katfisch gegart	180	90	0,0	0,0		●○○
Katfischfilet	150	132	0,0	0,0		●○○
Katfischfilet gegart	150	155	0,0	0,0		●○○
Kathrinchen (Gebäck)	50	191	35,0	8,5	○●○	●○○
Kaugummi	3	12	2,9	2,9		●○○
Kaviar echt	5	13	0,2	0,0		●○○
Kaviarersatz	5	5	0,1	0,0		●○○
Kefir, 0,3 %	150	57	6,2	0,0	●○○	●○○
Kefir, 1,5 %	150	75	6,2	0,0	○●○	●○○
Kefir, 3,5 %	150	99	6,0	0,0	○●○	●○○
Kefir mit Früchten, 0,3 %	150	114	21,3	15,2	○●○	○●○
Kefir mit Früchten, 1,5 %	150	129	21,2	15,2	○●○	○●○
Kefir mit Früchten, 3,5 %	150	149	21,1	15,2	○●○	●○○
Kerbel frisch	5	2	0,3	0,1	○○●	○○●
Kerbel getrocknet	1	2	0,3	0,1	○○●	○○●
Kichererbsen frisch	60	161	23,0	1,2	○○●	○○●

Produktbezeichnung	Portion in g	kcal pro Portion	KH in g pro Portion	Sacc. in g pro Portion	GLYX-Faktor	Satt-faktor
Kichererbsen getrocknet	50	163	23,9	0,4	🟢🟢🟢	🟢🟢🟢
Kichererbsen gegart	150	171	24,5	1,2	🟢🟢⚪	🟢🟢🟢
Kichererbsen gekeimt	100	32	1,9	0,2	🟢🟢🟢	🟢🟢⚪
Kichererbsen, Konserve	150	101	14,3	0,7	🟢🟢🟢	🟢⚪⚪
Kichererbsen-Eintopf mit Gemüse	450	270	30,7	2,5	🟢🟢⚪	🟢⚪⚪
Kidneybohnen getrocknet	150	377	54,8	1,6	🟢🟢🟢	🟢⚪⚪
Kidneybohnen, Konserve	150	95	13,6	0,4	🟢🟢🟢	🟢⚪⚪
Kirschen kandiert	25	66	16,1	10,0	🔴⚪⚪	🔴⚪⚪
Kirschen sauer, frisch	120	70	13,2	0,6	🟢🟢⚪	🟡⚪⚪
Kirschen sauer, Konserve	125	110	23,8	16,9	🔴⚪⚪	🟡⚪⚪
Kirschen süß, frisch	120	76	16,0	0,2	🟡🟡⚪	🟢⚪⚪
Kirschen süß, Konserve	125	114	25,5	16,9	🔴⚪⚪	🟡⚪⚪
Kirschgrütze	250	188	43,0	25,1	🔴⚪⚪	🔴⚪⚪
Kirschkaltschale	350	354	78,4	38,5	⚫⚪⚪	🔴⚪⚪
Kirschkompott	250	200	44,5	19,0	🟡⚪⚪	🟡⚪⚪
Kirschkonfitüre	25	69	16,8	15,8	⚫⚪⚪	🔴⚪⚪
Kirschmichel	250	495	80,6	25,7	🟡⚪⚪	🟡⚪⚪
Kirschnektar sauer	200	122	27,9	21,2	🔴⚪⚪	🔴⚪⚪
Kirschsaft sauer	200	116	22,7	3,6	🔴⚪⚪	🟡⚪⚪
Kirschstrudel	150	326	51,6	12,3	🟡⚪⚪	🟡⚪⚪
Kirschtorte aus Mürbeteig	120	358	41,9	15,1	🟡⚪⚪	🟡⚪⚪
Kirschwasser	20	48	0,0	0,0	⚪⚪⚪	🔴⚪⚪
Kiwi frisch	45	27	4,8	0,6	🟢🟢🟢	🟢⚪⚪
Klaffmuschel	100	65	2,6	0,0	⚪⚪⚪	🔴⚪⚪
Klaffmuschel gegart	100	66	2,7	0,0	⚪⚪⚪	🔴⚪⚪
Klare Brühe mit Eierstich	330	195	3,7	0,7	🟢🟢🟢	🔴⚪⚪
Klare Brühe mit Reis und Gemüse	350	126	13,2	1,3	🟡⚪⚪	🟢⚪⚪
Klarer (Schnaps)	20	37	0,0	0,0	⚪⚪⚪	🔴⚪⚪
Klippfisch	150	237	0,0	0,0	⚪⚪⚪	🔴⚪⚪
Knäckebrot	10	36	7,3	0,1	🟡⚪⚪	🟡⚪⚪
Knäckebrot mit Ölsamen	10	37	6,9	0,1	🟡⚪⚪	🟡⚪⚪
Knackwurst	100	283	0,3	0,0	⚪⚪⚪	🔴⚪⚪

Produktbezeichnung	Portion in g	kcal pro Portion	KH in g pro Portion	Sacc. in g pro Portion	GLYX-Faktor	Satt-faktor
Knoblauch frisch	2	3	0,6	0,1	○○● (grün)	○●○ (gelb)
Knoblauch gegart	2	2	0,5	0,1		○○● (grün)
Knoblauch-Flüssigwürze	20	21	1,9	0,1		○○● (grün)
Knoblauch-Grillsauce	20	24	5,3	4,1	○●○ (gelb)	●○○ (rot)
Knoblauchbutter	20	114	0,1	0,0		●○○ (rot)
Knoblauchpulver	1	4	0,7	0,1		○○● (grün)
Knoblauchwurst	150	498	0,3	0,0		●○○ (rot)
Kochbanane frisch	100	123	28,3	0,5	○●○ (gelb)	○●○ (gelb)
Kochbanane gegart	125	160	36,7	0,6	●○○ (rot)	○●○ (gelb)
Kochkäse, 10 % F.i.Tr.	30	31	1,1	0,0		●○○ (rot)
Kochkäse, 20 % F.i.Tr	30	37	1,1	0,0		●○○ (rot)
Kochkäse, 30 % F.i.Tr.	30	50	1,0	0,0		●○○ (rot)
Kochkäse Magerstufe	30	25	1,2	0,0		●○○ (rot)
Kochmettwurst	30	87	0,1	0,0		●○○ (rot)
Kochsalami	100	321	0,2	0,0		●○○ (rot)
Kochwurst	100	328	1,5	0,1		●○○ (rot)
Kohlgemüse	150	38	6,2	0,5	○○● (grün)	○○● (grün)
Kohlrabi frisch	150	38	5,6	1,7	○○● (grün)	○○● (grün)
Kohlrabi gedünstet, mit Sahne	250	233	10,6	3,4	○○● (grün)	○●○ (gelb)
Kohlrabi gegart	150	30	4,1	1,3	○○● (grün)	○○● (grün)
Kohlrabigemüse mit Sauce	250	93	10,0	2,4	○○● (grün)	○○● (grün)
Kohlroulade, Konserve	250	215	7,4	0,6	○○● (grün)	○○● (grün)
Kohlroulade mit Hackfüllung	300	240	19,5	0,5	○●○ (gelb)	○●○ (gelb)
Kohlrübe frisch	150	41	7,5	1,0	○○● (grün)	○○● (grün)
Kohlrübe gegart	150	33	5,6	0,7	○●○ (gelb)	○○● (grün)
Kokosfett gehärtet	20	176	0,0	0,0		●○○ (rot)
Kokosmakronen	25	110	11,2	11,0	○●○ (gelb)	○●○ (gelb)
Kokosmilch	100	24	4,9	4,8	●○○ (rot)	●○○ (rot)
Kokosnuss	50	179	2,4	2,3	○○● (grün)	○○● (grün)
Kokosnussraspeln	10	61	0,6	0,6	○●○ (gelb)	○○● (grün)
Kommissbrot	40	84	17,7	0,2	●○○ (rot)	○●○ (gelb)
Kondensmilch, 4 %	15	17	1,6	1,3		●○○ (rot)
Kondensmilch, 7,5 %	15	20	1,5	1,2		●○○ (rot)

Produktbezeichnung	Portion in g	kcal pro Portion	KH in g pro Portion	Sacc. in g pro Portion	GLYX-Faktor	Satt-faktor
Kondensmilch, 10 %	15	26	1,9	1,5		🔴⚪⚪
Konfitüre einfach	25	70	17,1	16,2	🔴⚪⚪	🔴⚪⚪
Konfitüre extra	25	65	15,8	14,8	🔴⚪⚪	🔴⚪⚪
Königsberger Klopse mit Kapernsauce	260	361	15,2	2,3	⚪🟡⚪	🔴⚪⚪
Königskuchen	70	244	34,4	10,6	⚪🟡⚪	🔴⚪⚪
Kopfsalat	50	6	0,5	0,0	⚪⚪🟢	⚪⚪🟢
Kopfsalat mit Dressing	100	110	1,1	0,4	⚪⚪🟢	⚪🟡⚪
Koriander	1	3	0,3	0,0	⚪⚪🟢	⚪⚪🟢
Krabben	100	91	0,7	0,0		🔴⚪⚪
Krabben-Cocktail mit Mayonnaise	150	240	7,1	1,7	⚪🟡⚪	🔴⚪⚪
Krabben, Konserve	65	47	0,4	0,0		🔴⚪⚪
Kräcker	25	94	18,8	0,1	🔴⚪⚪	🔴⚪⚪
Kraftbrühe	300	159	2,0	0,2		🔴⚪⚪
Kraftbrühe mit pochiertem Ei	330	234	2,2	0,2		🔴⚪⚪
Kraftbrühe mit Flädle	330	244	9,0	0,2	⚪🟡⚪	🔴⚪⚪
Kraftbrühe mit Gemüsewürfeln	350	182	5,4	1,3	⚪⚪🟢	⚪🟡⚪
Kraftbrühe mit Nudeln	330	208	13,1	0,2	⚪🟡⚪	🔴⚪⚪
Krakauer (Wurst)	30	90	0,1	0,0		🔴⚪⚪
Krapfen	200	342	66,5	6,9	🔴⚪⚪	🔴⚪⚪
Kräuterbutter	20	129	0,6	0,3		🔴⚪⚪
Kräuteressig	15	3	0,1	0,0		🔴⚪⚪
Kräuterleberwurst	30	102	0,4	0,0		🔴⚪⚪
Kräutermischung frisch	5	2	0,3	0,0	⚪⚪🟢	⚪⚪🟢
Kräutersalz	0,5	0	0,0	0,0		⚪⚪🟢
Kräutertee	125	1	0,3	0,0		🔴⚪⚪
Kräutertee mit Zucker	125	11	2,7	2,5	⚪🟡⚪	🔴⚪⚪
Krautgulasch mit Sauce	400	280	11,0	0,8	⚪⚪🟢	⚪🟡⚪
Krautroulade mit Tomaten-Reis	300	171	26,1	0,5	⚪🟡⚪	⚪⚪🟢
Krautsalat mit Speck und Zwiebeln	100	93	3,1	0,7	⚪⚪🟢	⚪⚪🟢
Krautspätzle	200	272	34,6	0,7	⚪🟡⚪	⚪⚪🟢
Krebse gegart	100	93	0,8	0,0		🔴⚪⚪

Produktbezeichnung	Portion in g	kcal pro Portion	KH in g pro Portion	Sacc. in g pro Portion	GLYX-Faktor	Satt-faktor
Krebse in Dill	200	270	6,5	0,4	⚪🟡⚪	🔴⚪⚪
Krebssuppe	400	492	10,1	0,4	⚪🟡⚪	🔴⚪⚪
Kresse	150	57	2,7	0,0	⚪⚪🟢	⚪⚪🟢
Kresse gegart	150	62	2,3	0,0	⚪⚪🟢	⚪⚪🟢
Kresse getrocknet	1	3	0,1	0,0	⚪⚪🟢	⚪⚪🟢
Kressetrunk	200	26	1,2	0,0	⚪⚪🟢	🔴⚪⚪
Kreuzkümmel	1	4	0,3	0,1		⚪⚪🟢
Krokant	20	90	16,4	16,2	🟡⚪⚪	🔴⚪⚪
Küchenkräuter frisch	5	3	0,4	0,0	⚪⚪🟢	⚪⚪🟢
Kümmel	1	4	0,4	0,1		⚪⚪🟢
Kümmelstange	70	326	37,2	0,4	🟡⚪⚪	🔴⚪⚪
Kumquat frisch	125	85	18,3	7,5	⚪🟢⚪	⚪⚪🟢
Kumquatkonfitüre	25	70	17,1	16,3	🔴⚪⚪	🔴⚪⚪
Kunsthonig	25	84	20,6	1,4	🔴⚪⚪	🔴⚪⚪
Kunstspeiseeis	75	46	11,2	11,2	🔴⚪⚪	🔴⚪⚪
Kürbis frisch	150	41	6,9	1,1	⚪🟢⚪	⚪⚪🟢
Kürbis gegart	150	41	6,9	1,1	⚪🟡⚪	⚪⚪🟢
Kürbis gesäuert	50	7	1,1	0,2	⚪🟢⚪	⚪⚪🟢
Kürbis, Konserve	150	33	5,4	0,9	⚪🟡⚪	⚪⚪🟢
Kürbis-Cremesuppe	350	238	12,8	1,9	⚪🟢⚪	⚪🟡⚪
Kürbisgemüse mit Sahnesauce	250	120	13,0	1,6	⚪🟡⚪	⚪🟡⚪
Kürbiskerne	20	112	2,8	0,1	🟢⚪⚪	⚪🟡⚪
Kürbiskernöl	12	105	0,0	0,0		🔴⚪⚪
Kürbiskompott	250	105	22,2	15,8	🔴⚪⚪	⚪🟡⚪
Kürbissuppe	350	53	10,2	1,5	🟡⚪⚪	⚪🟡⚪
Kurkuma	1	4	0,6	0,1		⚪🟡⚪
Kutteln, Rind, gegart	125	123	0,0	0,0		🔴⚪⚪

L

Produktbezeichnung	Portion in g	kcal pro Portion	KH in g pro Portion	Sacc. in g pro Portion	GLYX-Faktor	Satt-faktor
Labskaus, Konserve	500	515	35,5	1,2	⚪🟡⚪	⚪🟡⚪
Labskaus mit Roter Bete	350	396	27,6	5,1	🟡⚪⚪	🔴⚪⚪
Lachs	150	197	0,0	0,0		🔴⚪⚪
Lachs gegart	180	144	0,0	0,0		🔴⚪⚪

Produktbezeichnung	Portion in g	kcal pro Portion	KH in g pro Portion	Sacc. in g pro Portion	GLYX-Faktor	Satt-faktor
Lachs geräuchert	75	104	0,0	0,0		●○○
Lachsfilet	150	168	0,0	0,0		●○○
Lachsfilet gegart	150	195	0,0	0,0		●○○
Lachsschinken-Pastete	30	75	0,2	0,1		●○○
Lakritze	25	94	21,5	13,9	●○○	●○○
Lammfilet	150	225	0,0	0,0		●○○
Lammfleischsalami	30	105	0,1	0,0		●○○
Lammkotelett	200	502	0,0	0,0		●○○
Landjäger (Wurst)	150	684	0,6	0,0		●○○
Landmettwurst	30	93	0,1	0,0		●○○
Languste	100	102	1,3	0,0		●○○
Lasagne al forno	350	525	26,6	0,6	○◐○	●○○
Lasagne mit Spinat	350	518	34,7	0,5	○○●	◐○○
Lauch-Cremesuppe	350	319	19,9	0,3	○○●	●○○
Lauchgemüse gedünstet	250	138	11,1	1,3	○○●	○○●
Lauchgemüse in heller Sauce	250	135	10,7	0,8	○○●	○○●
Lauchsalat mit Dressing	130	88	3,0	0,6	○○●	○○●
Lauchsalat mit Speckmarinade	130	49	3,1	0,6	○○●	○○●
Lauchsuppe	350	294	11,5	0,7	○○●	●○○
Lauchzwiebel	30	13	2,6	0,5	○○●	○○●
Laugengebäck	50	170	34,3	0,1	●○○	○◐○
Leberkäse	30	81	0,1	0,0		●○○
Leberkäse gebraten	130	369	0,6	0,0		●○○
Leberklößchen	50	70	3,7	0,1	○◐○	●○○
Leberknödel, Konserve	150	237	15,3	0,4	○◐○	●○○
Leberknödelsuppe	350	196	12,0	0,3	○◐○	●○○
Leberpastete	30	90	0,3	0,0		●○○
Leberpastete mit Champignons	30	83	0,3	0,0		●○○
Leberpresssack	30	105	0,3	0,0		●○○
Leberspätzle	50	98	12,2	0,1	○◐○	●○○
Leberspätzlesuppe mit Fleischbrühe	350	133	5,0	0,0	○◐○	●○○
Lebertran	15	132	0,0	0,0		●○○
Leberwurst einfach	30	99	0,2	0,0		●○○

Produktbezeichnung	Portion in g	kcal pro Portion	KH in g pro Portion	Sacc. in g pro Portion	GLYX-Faktor	Satt-faktor
Leberwurst fein	30	98	0,4	0,0		🔴⚪⚪
Leberwurst fettarm	30	81	0,5	0,0		🔴⚪⚪
Leberwurst frisch erhitzt	100	319	1,3	0,1		🔴⚪⚪
Leberwurst grob	30	97	0,4	0,0		🔴⚪⚪
»Leicht und cross«	6	21	4,3	0,0	🔴⚪⚪	⚪🟡⚪
Leinöl	12	105	0,0	0,0		🔴⚪⚪
Leinsamen	20	74	0,0	0,0		⚪⚪🟢
Leinsamen geschrotet	20	76	0,0	0,0		⚪⚪🟢
»Leipziger Allerlei«	250	95	10,3	4,0	⚪🟡⚪	⚪⚪🟢
Leng gegart	180	113	0,0	0,0		🔴⚪⚪
Lengfilet gegart	150	144	0,0	0,0		🔴⚪⚪
Liebesperlen (Süßigkeit)	25	95	23,3	17,2	🔴⚪⚪	🔴⚪⚪
Liebstöckel frisch	5	2	0,3	0,0	⚪⚪🟢	⚪⚪🟢
Liegnitzer Bombe (Kuchen)	60	224	37,5	19,1	⚪🟡⚪	⚪🟡⚪
Likörwein	50	77	6,0	0,0	🔴⚪⚪	🔴⚪⚪
Limabohne frisch	150	98	18,0	1,1	⚪⚪🟢	⚪⚪🟢
Limabohne gegart	150	98	18,0	1,1	⚪⚪🟢	⚪⚪🟢
Limabohne getrocknet	50	155	28,4	1,7	⚪⚪🟢	⚪⚪🟢
Limabohne getrocknet, gegart	150	120	21,9	1,3	⚪⚪🟢	⚪⚪🟢
Limabohne, Konserve	150	81	14,3	0,9	⚪⚪🟢	⚪⚪🟢
Limburger, 20 % F.i.Tr.	30	56	0,0	0,0		🔴⚪⚪
Limburger, 30 % F.i.Tr.	30	66	0,0	0,0		🔴⚪⚪
Limburger, 40 % F.i.Tr.	30	81	0,0	0,0		🔴⚪⚪
Limburger, 50 % F.i.Tr	30	94	0,0	0,0		🔴⚪⚪
Limburger, 60 % F.i.Tr.	30	112	0,0	0,0		🔴⚪⚪
Limette Frisch	125	59	2,4	0,4	⚪⚪🟢	⚪🟡⚪
Limettensaft	200	184	30,6	28,4	⚪⚪🟢	🔴⚪⚪
Limonade kalorienarm/light	200	6	0,9	0,0		
Limonade koffeinhaltig	200	122	21,7	11,8	🔴⚪⚪	🔴⚪⚪
Limonade mit Fruchtgeschmack	200	84	20,0	0,8	🔴⚪⚪	🔴⚪⚪
Limonade mit Fruchtsaft	200	100	24,0	1,0	🔴⚪⚪	🔴⚪⚪
Linsen	150	464	74,0	3,7	⚪⚪🟢	⚪⚪🟢
Linsen gegart	150	173	27,6	1,4	⚪⚪🟢	⚪⚪🟢

Produktbezeichnung	Portion in g	kcal pro Portion	KH in g pro Portion	Sacc. in g pro Portion	GLYX-Faktor	Satt-faktor
Linsen gekeimt	100	119	19,1	0,4	○○●	○○●
Linsen, Konserve	150	116	18,4	0,9	○○●	○○●
Linseneintopf	450	374	47,1	2,8	○○●	○○●
Linseneintopf mit Blutwurst	450	720	54,1	9,9	○○●	○●○
Linseneintopf mit Speck	450	392	38,3	1,8	○○●	○●○
Linseneintopf mit Würstchen	450	531	45,3	5,2	○○●	○●○
Linsengemüse mit Speck	250	420	33,5	2,8	○○●	○●○
Linsensuppe	400	260	28,1	1,7	○○●	○○●
Linsensuppe mit gepökeltem Schwein	450	279	29,9	2,9	○○●	○○●
Linsensuppe süßsauer	400	248	25,2	1,5	○○●	○●○
Linzer Torte	120	500	52,4	30,3	○●○	●○○
Litchi frisch	125	95	21,3	10,6	○●○	○●○
Litchi, Konserve	125	123	28,3	22,7	●○○	○●○
Löffelbiskuit	5	21	3,6	1,7	○●○	●○○
Loganbeere frisch	125	33	4,3	0,3	○○●	○○●
Loganbeere gegart	125	34	4,4	0,3	○○●	○○●
Loganbeere, Konserve	125	88	18,3	16,3	○●○	○○●
Loosbrot	45	85	16,9	0,3	○●○	○●○
Lorbeer	1	0	0,1	0,0		○○●
Lotoswurzel	150	119	24,7	0,1	●○○	●○○
Löwenzahn frisch	150	81	13,7	0,0	○○●	○○●
Löwenzahn gegart	150	78	12,0	0,0	○●○	○○●
Löwenzahntrunk	200	36	5,9	0,0	●○○	○○●
Luan-Dressing süßsauer	45	32	6,9	5,6	●○○	●○○
Luzernensprossen	12	4	0,3	0,0	○○●	○○●

M

Produktbezeichnung	Portion in g	kcal pro Portion	KH in g pro Portion	Sacc. in g pro Portion	GLYX-Faktor	Satt-faktor
Macadamianuss	20	135	0,0	0,0		○○●
Macadamianuss geröstet und gesalzen	20	138	0,0	0,0		○○●
Madeirasauce	60	35	3,6	0,2	○○●	○●○
Madeirawein	50	84	5,0	0,0	●○○	●○○
Magermilchpulver	10	37	5,2	0,0	○●○	●○○

Produktbezeichnung	Portion in g	kcal pro Portion	KH in g pro Portion	Sacc. in g pro Portion	GLYX-Faktor	Satt-faktor
Maggi Würze	0,5	1	0,1	0,0	●○○	●○○
Mais frisch	150	134	23,6	0,8	○🟡○	○○🟢
Mais frisch, gegart	150	134	23,6	0,8	○🟡○	○○🟢
Mais gesäuert	50	22	3,8	0,1	○🟡○	○○🟢
Mais, Konserve	150	114	18,9	0,7	○🟡○	○○🟢
Maisvollkorn, getrocknet	40	132	25,9	0,5	○🟡○	○○🟢
Maisvollkorn, getrocknet und gegart	150	161	30,4	0,5	○🟡○	○○🟢
Maisfladenbrot	45	100	20,5	0,4	●○○	●○○
Maisgrieß	40	138	29,5	0,5	●○○	○🟡○
Maiskeimöl	12	106	0,0	0,0		●○○
Maismehl	10	35	7,3	0,1	●○○	●○○
Maisstärke	20	70	17,2	0,0	●○○	●○○
Maisvollkornbrot	50	107	20,8	0,3	○🟡○	○○🟢
Majoran frisch	5	2	0,3	0,1	○○🟢	○○🟢
Majoran getrocknet	1	3	0,4	0,1	○○🟢	○○🟢
Makkaroni mit Tomatensauce	250	345	43,9	1,2	○🟡○	○🟡○
Makkaroni mit 4 Käsesorten	250	455	40,4	0,2	○🟡○	●○○
Makkaroniauflauf mit Schinken	350	543	48,9	1,0	○🟡○	●○○
Makrele gegart	180	234	0,0	0,0		●○○
Makrele geräuchert	75	144	0,0	0,0		●○○
Makrele in Öl, Konserve	60	118	0,0	0,0		●○○
Makrele paniert	150	368	13,7	0,6	○🟡○	●○○
Makrelenfilet gegart	150	315	0,0	0,0		●○○
Makronen	10	45	4,7	4,7	○🟡○	○🟡○
Makronentorte	120	532	54,9	34,8	○🟡○	●○○
Malzbier	330	182	35,8	0,3	●○○	●○○
Malzkaffee-Getränk	125	3	0,6	0,0		●○○
Malzkaffee trocken (Pulver)	3	9	1,9	0,0		○○🟢
Malzzucker	5	20	5,0	0,0	●○○	●○○
Mandarinen frisch	40	20	4,0	2,8	○○🟢	○○🟢
Mandarinen, Konserve	125	104	23,1	21,2	○○🟢	○🟡○
Mandarinennektar	200	128	29,5	27,0	●○○	●○○
Mandarinensaft	200	94	19,0	14,1	●○○	●○○

Produktbezeichnung	Portion in g	kcal pro Portion	KH in g pro Portion	Sacc. in g pro Portion	GLYX-Faktor	Satt-faktor
Mandeln	20	114	0,7	0,7	🟢🟢🟢	🟢🟢🟢
Mandeln dragiert	25	134	5,7	5,7	🟢🟢🟢	🟢🟢🟢
Mandeln geröstet	20	117	1,4	1,4	🟢🟢🟢	🟢🟢🟢
Mandeln geröstet und gesalzen	20	115	1,4	1,4	🟢🟢🟢	🟢🟢🟢
Mandelbrot aus Hefeteig	100	377	45,0	7,3	🟡🟢🟢	🔴🟢🟢
Mandelgebäck aus Mürbeteig	50	252	26,0	12,0	🟡🟢🟢	🔴🟢🟢
Mandelhörnchen	50	176	17,1	8,1	🟡🟢🟢	🔴🟢🟢
Mandellikör	20	64	5,7	5,5	🔴🟢🟢	🔴🟢🟢
Mandelmakronen	25	115	8,6	8,5	🟡🟢🟢	🟡🟢🟢
Mandelmehl	10	60	0,4	0,4	🟢🟢🟢	🟢🟢🟢
Mandelmus	20	119	0,8	0,8	🟢🟢🟢	🟢🟢🟢
Mandelöl	12	106	0,0	0,0		🔴🟢🟢
Mandelsandtorte	120	521	44,6	25,0	🟡🟢🟢	🔴🟢🟢
Mandelsauce	60	69	6,5	3,1	🟡🟢🟢	🔴🟢🟢
Mandeltorte aus Mürbeteig	100	460	33,6	14,4	🟡🟢🟢	🔴🟢🟢
Mango frisch	125	75	16,0	11,5	🟢🟢🟢	🟢🟢🟢
Mango-Chutney	20	28	6,5	5,3	🔴🟢🟢	🔴🟢🟢
Mango gegart	125	79	16,7	12,0	🟡🟢🟢	🟢🟢🟢
Mango, Konserve	125	111	25,1	22,7	🔴🟢🟢	🟡🟢🟢
Mangold frisch	150	38	4,4	0,4	🟢🟢🟢	🟢🟢🟢
Mangold gegart	150	39	3,8	0,4	🟢🟢🟢	🟢🟢🟢
Mangold, Konserve	150	33	3,4	0,3	🟢🟢🟢	🟢🟢🟢
Mangonektar	200	124	29,1	26,8	🔴🟢🟢	🔴🟢🟢
Mangosaft	200	120	26,2	19,5	🔴🟢🟢	🔴🟢🟢
Maniok	200	274	64,1	0,3	🔴🟢🟢	🟡🟢🟢
Maraschino-Likör	20	64	5,7	5,5	🔴🟢🟢	🔴🟢🟢
Margarine aus Sojaöl	20	144	0,2	0,0		🔴🟢🟢
Margarine halbfett	20	72	0,1	0,0		🔴🟢🟢
Margarine pflanzlich	20	142	0,1	0,0		🔴🟢🟢
Markerbsen	150	123	18,5	7,4	🟡🟢🟢	🟢🟢🟢
Markklößchen	50	210	11,5	0,7	🟡🟢🟢	🔴🟢🟢
Markklößchen, Konserve	50	205	10,9	0,6	🟡🟢🟢	🔴🟢🟢
Marmelade	25	70	17,1	16,2	🔴🟢🟢	🔴🟢🟢

Produktbezeichnung	Portion in g	kcal pro Portion	KH in g pro Portion	Sacc. in g pro Portion	GLYX-Faktor	Satt-faktor
Marmelade, Beeren mit Fruchtzucker	25	25	6,8	0,1	⚪🟡⚪	⚪🟡⚪
Marmelade mit Süßstoff	25	17	4,5	0,0	⚪⚪🟢	⚪⚪🟢
Marmelade, Steinobst mit Fruchtzucker	25	27	7,4	0,0	⚪⚪🟢	⚪🟡⚪
Marmelade, Zitrus mit Fruchtzucker	25	27	7,3	0,3	⚪⚪🟢	🔴⚪⚪
Marmorkuchen	70	274	30,0	15,7	⚪🟡⚪	🔴⚪⚪
Maronencreme süß	25	67	15,4	11,6	🔴⚪⚪	⚪🟡⚪
Marseiller Fischsuppe, Konserve	250	163	3,2	0,1	⚪🟡⚪	🔴⚪⚪
Marshmallows	5	17	4,0	4,0	🔴⚪⚪	🔴⚪⚪
Marzipan	15	69	10,3	10,3	⚪🟡⚪	🔴⚪⚪
Marzipan Plundergebäck	70	263	27,5	12,0	⚪🟡⚪	🔴⚪⚪
Marzipan Rohmasse	15	77	5,6	5,6	⚪⚪🟢	⚪🟡⚪
Marzipanmonde	50	236	19,1	17,6	⚪⚪🟢	⚪🟡⚪
Marzipanstollen	100	389	47,3	17,5	⚪🟡⚪	⚪🟡⚪
Mate-Tee	125	0	0,0	0,0		🔴⚪⚪
Matjeshering gesalzen	75	212	0,0	0,0		🔴⚪⚪
Matjeshering »Hausfrauen Art«	250	485	6,4	1,3	⚪🟡⚪	🔴⚪⚪
Matjeshering in Öl, Konserve	60	147	0,0	0,0		🔴⚪⚪
Matjeshering mit Zwiebeln	250	635	1,4	0,3		🔴⚪⚪
Maulbeeren frisch	125	55	10,1	0,0	⚪🟡⚪	⚪⚪🟢
Maulbeeren, Konserve	125	100	21,7	16,5	🔴⚪⚪	⚪🟡⚪
Maultaschen mit Röstzwiebeln	250	383	37,1	0,5	⚪🟡⚪	🔴⚪⚪
Mayonnaise	15	111	0,3	0,0		🔴⚪⚪
Mayonnaise leicht	15	55	0,7	0,4		🔴⚪⚪
Mayonnaise Salatdressing	15	59	1,1	0,0		🔴⚪⚪
Meeresfrüchte-Cocktail	150	194	3,1	0,1	⚪🟡⚪	🔴⚪⚪
Meerrettich frisch	10	6	1,2	0,4	⚪⚪🟢	⚪⚪🟢
Meerrettich gegart	10	5	0,9	0,3	⚪⚪🟢	⚪⚪🟢
Meerrettich-Sahnesauce	60	83	5,4	1,8	⚪⚪🟢	⚪⚪🟢
Meerrettichbutter	20	103	0,9	0,3		🔴⚪⚪
Meerrettichsauce	60	62	5,5	0,5	⚪🟡⚪	🔴⚪⚪
Meersalz	0,5	0	0,0	0,0		🔴⚪⚪

Produktbezeichnung	Portion in g	kcal pro Portion	KH in g pro Portion	Sacc. in g pro Portion	GLYX-Faktor	Satt-faktor
Mehlklöße	200	280	47,8	0,3	🟡	🔴
Mehlklöße mit Backobst	250	410	66,2	25,0	🟡	🔴
Mehrkornbrot	45	99	20,6	0,3	🔴	🔴
Mehrkornbrot Vollkorn	50	101	20,0	0,3	🟡	🟢
Mehrkornflocken	40	123	25,0	0,4	🔴	🔴
Mehrkornflocken, geröstet und gesüßt	40	126	25,8	0,4	🔴	🟢
Mehrkornschrot	40	124	24,9	0,3	🟡	🔴
Melassesirup dunkel	25	70	16,8	12,3	🔴	🔴
Melde	150	38	4,5	0,5	🟡	🟢
Melde gegart	150	39	3,9	0,4	🟡	🟢
Melisse	1	3	0,5	0,1	🟢	🟢
Mettwurst gekocht	30	101	0,1	0,0		🔴
Mettwurst grob	30	93	0,1	0,0		🔴
Mettwurst luftgetrocknet	30	101	0,1	0,0		🔴
Mettwurst schnittfest	30	110	0,0	0,0		🔴
Mettwurst streichfähig	30	109	0,1	0,0		🔴
Miesmuscheln gegart	100	69	3,9	0,0		🔴
Miesmuscheln, Konserve	65	43	2,4	0,0		🔴
Miesmuscheln in Öl, Konserve	60	79	2,0	0,0		🔴
Milch, 0,3 %	200	72	10,0	0,0	🟡	🔴
Milch, 1,5 %	200	96	9,8	0,0	🟡	🔴
Milch, 3,5 %	200	128	9,5	0,0	🟡	🔴
Milchpulver teilentrahmt	10	43	4,4	0,0	🟡	🔴
Milchreis mit Beeren	250	240	40,0	0,7	🟡	🔴
Milchreis mit Früchten	250	338	64,9	27,5	🔴	🔴
Milchreis mit Zucker und Zimt	250	325	52,1	4,0	🟡	🔴
Milchspeiseeis	75	64	9,9	7,4	🟡	🔴
Milchsuppe	320	291	34,5	11,6	🟡	🔴
Milchsuppe mit Mehl	350	417	55,5	24,1	🟡	🔴
Milchzucker	5	20	5,0	0,0	🟡	🔴
Mineralwasser, still und mit Kohlensäure	200	0	0,0	0,0		🔴
Minestrone	400	304	30,0	1,6	🟡	🟢

Produktbezeichnung	Portion in g	kcal pro Portion	KH in g pro Portion	Sacc. in g pro Portion	GLYX-Faktor	Satt-faktor
Mirabellen frisch	125	80	17,5	5,8	○○🟢	○🟡○
Mirabellen gegart	125	84	18,3	6,0	○🟡○	○🟡○
Mirabellen, Konserve	125	114	26,0	19,8	🔴○○	🔴○○
Mirabellenkompott	250	155	35,4	20,3	🔴○○	🔴○○
Mirabellenkonfitüre	25	70	17,0	16,2	🔴○○	🔴○○
Mirabellennektar	200	120	28,5	23,3	🔴○○	🔴○○
Mirabellensaft	200	128	28,3	11,2	🔴○○	🔴○○
Mischgemüse gedünstet	250	133	17,2	5,9	○🟡○	○○🟢
Mischgemüse in Rahmsauce	250	168	15,2	3,2	○○🟢	○○🟢
Miso	20	23	0,9	0,9	○○🟢	○○🟢
Mispel	25	12	2,7	0,3	○○🟢	○○🟢
Mohn	10	47	0,4	0,0		○○🟢
Mohn-Apfel-Torte aus Mürbeteig	120	344	36,3	19,8	○🟡○	○🟡○
Mohn-Gittertorte aus Quarkölteig	80	278	29,3	13,2	○🟡○	○🟡○
Mohnhörnchen	50	166	23,9	5,5	○🟡○	○🟡○
Mohnrolle	100	374	41,8	21,9	○🟡○	○🟡○
Mohnstollen	100	321	37,7	16,1	○🟡○	○🟡○
Möhren frisch	150	32	5,9	2,1	○🟡○	○○🟢
Möhren gegart	150	32	5,4	1,9	○🟡○	○○🟢
Möhren gesäuert	50	7	1,2	0,4	○🟡○	○○🟢
Möhren, Konserve	150	32	5,6	2,0	○🟡○	○○🟢
Möhren in Butter geschwenkt	250	160	14,0	7,5	○○🟢	○○🟢
Möhrengemüse gedünstet	250	103	10,3	3,5	○○🟢	○○🟢
Möhrengemüse in heller Sauce	250	128	13,6	2,6	○○🟢	○○🟢
Möhren-Nuss-Torte aus Biskuitteig	100	317	35,2	28,3	○🟡○	🔴○○
Möhrenrohkost mit Öl	130	69	6,2	2,4	○○🟢	○○🟢
Möhrensaft	200	44	8,0	2,8	○🟡○	○🟡○
Möhrensalat gegart mit Öl	150	117	6,7	2,6	○○🟢	○○🟢
Möhrensuppe	350	238	11,0	2,2	○○🟢	○🟡○
Möhrensuppe passiert	350	109	10,4	1,0	○🟡○	○○🟢
Mokkacreme	200	380	34,6	21,5	○🟡○	🔴○○

Produktbezeichnung	Portion in g	kcal pro Portion	KH in g pro Portion	Sacc. in g pro Portion	GLYX-Faktor	Satt-faktor
Mokkacremetorte	100	347	43,2	30,3	○🟡🟡	🔴○○
Mokkasahnetorte	100	306	27,5	15,0	○🟡🟡	🔴○○
Mokkaspeise	250	335	56,3	30,5	○🟡🟡	🔴○○
Molke	200	50	9,4	0,0	○🟡🟡	🔴○○
Molke mit Früchten	200	130	29,2	20,3	○🟡🟡	🔴○○
Molkepulver	10	35	6,8	0,0	○🟡🟡	🟡○○
Moosbeere	125	45	4,9	0,3	🟢🟢🟢	🟢🟢🟢
Morcheln frisch	100	11	0,5	0,0	🟢🟢🟢	🟢🟢🟢
Morcheln getrocknet	25	25	1,1	0,0	🟢🟢🟢	🟢🟢🟢
Morcheln, Konserve	100	11	0,4	0,0	🟢🟢🟢	🟢🟢🟢
Mortadella fettarm	30	52	0,1	0,0		🔴○○
Mortadella	30	92	0,1	0,0		🔴○○
Most (Apfelwein)	130	56	1,3	0,0		🔴○○
Mousse au chocolat	200	414	38,2	33,7	○🟡🟡	🔴○○
Mozzarella	125	319	0,0	0,0		🔴○○
Muffins	60	130	23,2	0,1	🔴○○	🔴○○
Muffins mit Heidelbeeren	60	169	23,7	5,9	🟡○○	🔴○○
Muffins mit Schokolade	60	172	22,4	11,3	🟡○○	○○🟢
Multivitaminnektar mit Süßstoff	200	64	12,6	5,3	🔴○○	🔴○○
Mungobohnen frisch	150	410	61,9	1,9	○🟡🟡	○○🟢
Mungobohnensprossen	100	24	1,8	0,3	🟢🟢🟢	○🟡○
Münster, 30 % F.i.Tr.	30	72	0,0	0,0		🔴○○
Münster, 45 % F.i.Tr.	30	88	0,0	0,0		🔴○○
Münster, 50 % F.i.Tr.	30	94	0,0	0,0		🔴○○
Mürbeteig	100	479	53,1	17,6	○🟡🟡	🔴○○
Moussaka	300	417	17,4	1,1	○🟡🟡	🔴○○
Muscheln in Tomatensauce	200	234	7,4	0,2	○🟡🟡	🔴○○
Muscheln in Weißweinsud	200	118	7,3	0,2	○🟡🟡	🔴○○
Muskatnuss	1	5	0,5	0,2	○○🟢	🔴○○
Müsli	40	140	24,0	1,3	○🟡🟡	○○🟢
Müsli mit Milch, Zucker und Obst	150	189	34,9	4,9	○🟡🟡	○🟡○
Müslikeks Vollkorn	20	88	9,8	0,4	○🟡🟡	○🟡○
Müsliriegel	25	94	11,0	5,7	○🟡🟡	○🟡○
Mutzen rheinisch (Gebäck)	50	147	27,0	7,1	🔴○○	🔴○○

Produktbezeichnung	Portion in g	kcal pro Portion	KH in g pro Portion	Sacc. in g pro Portion	GLYX-Faktor	Satt-faktor
N						
Nährhefe	5	4	0,1	0,0		grün
Napfkuchen aus Hefeteig	100	349	42,5	11,9	gelb	rot
Napfkuchen mit Rosinen	70	253	33,1	11,0	gelb	rot
Nasi Goreng	550	803	93,2	0,7	gelb	rot
Natto	20	35	0,4	0,3		grün
Natursauer getrocknet	1	3	0,7	0,0		grün
Nektarine frisch	115	66	14,3	10,0	grün	grün
Nektarine gegart	115	68	14,9	10,4	gelb	grün
Nektarine, Konserve	125	108	24,8	22,4	gelb	grün
Nektarinenkonfitüre	25	69	16,9	16,6	rot	rot
Nektarinennektar	200	134	31,5	28,4	rot	rot
Nizza-Salat mit Thunfisch	200	180	8,0	0,5	grün	gelb
Nougat	25	119	16,3	15,9	gelb	gelb
Nougat Rohmasse	25	128	11,6	11,0	gelb	gelb
Nougatcreme	25	104	18,5	17,1	gelb	gelb
Nudelauflauf mit Käse	350	665	42,4	0,2	gelb	rot
Nudeleintopf mit Huhn und Gemüse	400	384	27,8	1,0	gelb	rot
Nudeln eifrei, gegart	125	188	37,9	0,2	rot	gelb
Nudeln mit Ei, gegart	125	158	30,5	0,1	rot	gelb
Nudeln grün mit Gorgonzolasauce	250	350	36,9	0,2	gelb	rot
Nudeln selbst gemacht	200	276	46,0	0,2	gelb	rot
Nudeln mit Ei, selbst gemacht	200	308	45,5	0,2	gelb	rot
Nudelsalat mit Mayonnaise	350	553	41,8	0,6	gelb	rot
Nudelsuppe	330	145	15,9	0,1	gelb	rot
Nudelsuppe mit Huhn	350	294	7,6	0,0	gelb	rot
Nürnberger Lebkuchen	40	160	24,6	10,4	gelb	rot
Nüsse	20	112	1,7	0,7	grün	gelb
Nussnougat-Creme	25	130	14,9	14,4	gelb	rot
Nussnougat-Törtchen	60	175	13,1	7,0	gelb	gelb
Nussecken aus Mürbeteig	50	270	23,9	16,0	gelb	rot
Nusshörnchen	50	195	19,9	7,3	gelb	rot

Produktbezeichnung	Portion in g	kcal pro Portion	KH in g pro Portion	Sacc. in g pro Portion	GLYX-Faktor	Satt-faktor
Nusskuchen	50	228	17,3	9,7		
Nusskuchen, Fertigteigmischung	60	311	29,6	0,1		
Nusskuchen aus Rührteig	70	319	24,3	13,6		
Nussmus	20	130	2,2	1,3		
Nussmus gesalzen	20	127	2,4	1,5		
Nussplätzchen	50	233	23,7	11,2		
Nussprinten	20	93	12,0	5,3		
Nusspudding	250	895	59,8	44,2		
Nusssahnetorte	120	415	32,0	16,3		
Nussstangen	50	262	25,7	15,8		
Nusstaler	50	258	26,7	11,1		

» O

Produktbezeichnung	Portion in g	kcal pro Portion	KH in g pro Portion	Sacc. in g pro Portion	GLYX-Faktor	Satt-faktor
Obstessig	15	3	0,1	0,0		
Obstkuchen aus Hefeteig	150	216	37,5	6,9		
Obstkuchen aus Rührteig	150	321	42,6	18,9		
Obstkuchen, Fertigteigmischung	60	311	29,6	0,1		
Obstkuchen mit Kernobst aus Mürbeteig	150	321	42,6	18,9		
Obstkuchen mit Steinobst aus Mürbeteig	150	419	42,7	16,7		
Obstmichel mit gemischtem Obst	250	435	60,5	26,1		
Obstmischung getrocknet	25	72	16,5	9,7		
Obstmischung, Konserve	125	134	31,9	28,5		
Obstmischung-Konfitüre	25	69	16,7	16,1		
Obstmischung (Tiefkühlkost)	125	111	25,4	15,0		
Obstnektar	200	144	32,6	25,3		
Obstpie aus Mürbeteig	150	636	73,1	21,0		
Obstsalat	150	131	29,2	17,1		
Obsttörtchen aus Mürbeteig	100	198	24,5	10,8		
Obsttorte aus Biskuit	100	157	30,6	16,7		
Obsttorte aus Mürbeteig	120	238	29,4	13,0		
Obsttorte aus Rührteig	120	251	33,8	13,4		

Produktbezeichnung	Portion in g	kcal pro Portion	KH in g pro Portion	Sacc. in g pro Portion	GLYX-Faktor	Satt-faktor
Obstwein	130	86	9,5	0,0	●○○	●○○
Ochsenschwanz gegart	150	332	0,0	0,0		●○○
Ochsenschwanzsuppe gebunden	350	133	4,5	1,7	○●○	●○○
Ochsenschwanzsuppe klar	350	126	2,9	0,6		○●○
Ochsenschwanzsuppe, Trockenprodukt	50	63	0,9	0,2		●○○
Okra frisch	150	30	3,3	0,8	○○●	○○●
Okra gegart	150	30	3,3	0,8	○●○	○○●
Okra, Konserve	150	26	2,6	0,6	○○●	○○●
Oliven grün, frisch	20	26	0,6	0,0	○○●	○○●
Oliven grün, gesäuert	20	29	0,4	0,0	○○●	○●○
Oliven schwarz, frisch	20	69	1,0	0,0	○○●	○●○
Oliven schwarz, gesäuert	20	71	1,0	0,0	○○●	○●○
Olivenöl	12	106	0,0	0,0		●○○
Olivenpastete	30	83	0,2	0,0	○○●	●○○
Omelett pur	140	273	1,1	0,0		●○○
Omelett mit Champignons	200	322	3,8	0,0	○○●	●○○
Omelett mit Kartoffeln und Schinken	150	195	17,9	0,5	○●○	○●○
Omelett mit Pilzen und Kräutern	300	414	2,0	0,0	○○●	○●○
Orange frisch	150	71	13,8	5,7	○○●	○○●
Orangeat	5	15	3,7	3,3	●○○	●○○
Orangencreme	150	155	28,5	22,3	●○○	●○○
Orangenessenz	1	0	0,0	0,0		●○○
Orangenflammeri	250	348	61,7	38,9	○●○	●○○
Orangenmarmelade	25	68	16,6	16,1	●○○	●○○
Orangenlimonade	200	58	14,0	0,6	●○○	●○○
Orangennektar	200	126	28,8	24,3	●○○	●○○
Orangennektar mit Süßstoff	200	44	8,7	4,3	●○○	●○○
Orangenplätzchen	50	189	40,0	22,9	●○○	●○○
Orangensaft	200	90	17,6	8,7	●○○	●○○
Orangenschale	5	6	1,3	0,4		●○○
Orangensorbet	75	104	24,1	23,0	●○○	●○○
Oregano frisch	5	3	0,5	0,1	○○●	○○●

Produktbezeichnung	Portion in g	kcal pro Portion	KH in g pro Portion	Sacc. in g pro Portion	GLYX-Faktor	Satt-faktor
Oregano getrocknet	1	3	0,5	0,1	grün	grün
Ovomaltine (Pulver)	4	15	3,1	2,8	rot	gelb

P

Produktbezeichnung	Portion in g	kcal pro Portion	KH in g pro Portion	Sacc. in g pro Portion	GLYX-Faktor	Satt-faktor
Paella	550	946	70,7	1,7	gelb	rot
Pakchoi	150	21	1,8	0,4		grün
Palatschinken	150	347	48,8	23,4	rot	gelb
Palmenherzen frisch	150	54	9,0	1,8	grün	grün
Palmenherzen frisch, gegart	150	47	7,1	1,4	grün	grün
Palmenherzen, Konserve	150	45	7,1	1,4	grün	grün
Palmfett/Palmöl	20	174	0,0	0,0		rot
Pampelmuse frisch	125	58	11,8	4,7	grün	gelb
Pampelmusennektar	200	124	28,8	24,2	rot	rot
Pampelmusensaft	200	86	17,8	8,5	rot	rot
Paniermehl	8	29	5,9	0,4	rot	gelb
Papaya frisch	80	10	1,9	0,8	grün	gelb
Papaya gegart	125	18	3,2	1,4	gelb	gelb
Papaya getrocknet	25	47	8,7	3,7	gelb	gelb
Papaya, Konserve	125	75	17,6	16,8	gelb	gelb
Papayanektar	200	90	21,7	21,1	rot	rot
Paprikapulver edelsüß	1	3	0,3	0,0		grün
Paprikabutter	20	145	0,3	0,0		rot
Paprikahuhn mit Sauce	250	413	3,1	0,2	grün	rot
Paprikaschote frisch	150	30	4,4	0,2	grün	grün
Paprikaschote gegart	150	30	4,4	0,2	gelb	grün
Paprikaschote gesäuert	50	6	0,7	0,0	grün	grün
Paprikaschote, Konserve	150	26	3,4	0,1	gelb	grün
Paprikaschote mit Hack gefüllt	300	231	20,2	0,3	gelb	gelb
Paranüsse	20	132	0,7	0,3	grün	rot
Parmesan, 30 % F.i.Tr	30	107	0,0	0,0		rot
Parmesan, 40 % F.i.Tr.	30	122	0,0	0,0		rot
Parmesan, 45 % F.i.Tr.	30	132	0,0	0,0		rot
Passionsfrucht/Maracuja frisch	125	100	16,8	5,4	gelb	gelb

Produktbezeichnung	Portion in g	kcal pro Portion	KH in g pro Portion	Sacc. in g pro Portion	GLYX-Faktor	Satt-faktor
Passionsfrucht/Maracuja, Konserve	125	133	25,7	19,7	⚪🟡⚪	⚪🟡⚪
Passionsfruchtnektar/ Maracujanektar	200	120	26,8	22,6	🔴⚪⚪	🔴⚪⚪
Pastinake	150	33	4,4	2,5	⚪🟢⚪	⚪⚪🟢
Pastinake gegart	150	26	3,0	1,7	⚪🟡⚪	⚪⚪🟢
Pecannuss	20	138	0,9	0,4	⚪🟢⚪	⚪⚪🟢
Pecannuss geröstet	20	143	2,9	1,3	⚪🟢⚪	🔴⚪⚪
Perlgraupeneintopf	400	324	39,1	1,6	⚪🟡⚪	⚪🟡⚪
Perlhuhn mit Haut	150	219	0,0	0,0		🔴⚪⚪
Perlzwiebel frisch	15	11	2,5	0,5	🟢⚪⚪	⚪⚪🟢
Perlzwiebeln gesäuert	50	19	3,9	0,8	🟡⚪⚪	⚪⚪🟢
Perlzwiebeln, Konserve	50	31	6,6	1,3	🟡⚪⚪	⚪⚪🟢
Persipan	15	69	11,6	11,1	🟡⚪⚪	🔴⚪⚪
Persipan Rohmasse	15	80	6,5	5,3	🟡⚪⚪	🔴⚪⚪
Petersilie frisch	5	3	0,4	0,0	⚪⚪🟢	⚪⚪🟢
Petersilie getrocknet	1	3	0,4	0,0	⚪⚪🟢	⚪⚪🟢
Petersilienkartoffeln	250	170	35,1	0,7	⚪🟡⚪	⚪🟡⚪
Pfälzer Saumagen	30	47	2,1	0,1		🔴⚪⚪
Pfannkuchen	250	428	56,4	0,2	⚪🟡⚪	🔴⚪⚪
Pfannkuchen mit Blattspinat	250	360	13,3	0,3	⚪🟡⚪	🔴⚪⚪
Pfannkuchen mit Heidelbeeren	250	383	46,5	0,3	⚪🟡⚪	⚪🟡⚪
Pfannkuchen mit Konfitüre	250	455	45,3	14,5	⚪🟡⚪	🔴⚪⚪
Pfannkuchen mit Quark	250	543	62,0	9,8	⚪🟡⚪	🔴⚪⚪
Pfeffer schwarz	1	3	0,5	0,0	⚪⚪🟢	
Pfeffer weiß	1	3	0,6	0,0	⚪🟡⚪	
Pfefferkuchen	50	190	33,2	10,7	⚪🟡⚪	🔴⚪⚪
Pfefferminzbonbons	5	20	4,9	4,9	🔴⚪⚪	🔴⚪⚪
Pfefferminze	1	0	0,1	0,0	⚪⚪🟢	⚪⚪🟢
Pfefferminztee	125	1	0,3	0,0	⚪⚪🟢	🔴⚪⚪
Pfeffernüsse	24	95	18,9	5,1	🔴⚪⚪	🔴⚪⚪
Pfefferschote	2	1	0,1	0,0	⚪⚪🟢	⚪⚪🟢
Pfeffersteak mit Sauce	250	373	1,2	0,1		🔴⚪⚪
Pferdefleisch gegart	150	231	0,9	0,0		🔴⚪⚪

Produktbezeichnung	Portion in g	kcal pro Portion	KH in g pro Portion	Sacc. in g pro Portion	GLYX-Faktor	Satt-faktor
Pfifferlinge frisch	100	11	0,2	0,0	🟢⚪⚪	🟢⚪⚪
Pfifferlinge gedünstet	200	118	9,4	0,2	🟢⚪⚪	🟢⚪⚪
Pfirsich frisch	115	47	10,2	6,6	🟢⚪⚪	🟢⚪⚪
Pfirsich, Konserve	125	95	22,2	20,2	🟡⚪⚪	🟢⚪⚪
Pfirsichkompott	250	135	31,4	25,6	🟡⚪⚪	🟢⚪⚪
Pfirsichkonfitüre	25	68	16,6	16,3	🔴⚪⚪	🔴⚪⚪
Pfirsichnektar	200	120	28,6	25,9	🔴⚪⚪	🔴⚪⚪
Pfirsichsaft	200	86	19,1	13,3	🔴⚪⚪	🔴⚪⚪
Pfitzauf (Gebäck)	250	468	51,5	2,6	🟡⚪⚪	🔴⚪⚪
Pflaume frisch	125	59	12,8	4,2	🟢⚪⚪	🟢⚪⚪
Pflaume getrocknet	25	65	14,1	4,7	🟡⚪⚪	🟢⚪⚪
Pflaume, Konserve	125	101	23,2	18,8	🔴⚪⚪	🟡⚪⚪
Pflaumenkompott	250	148	33,8	21,3	🔴⚪⚪	🟡⚪⚪
Pflaumenkonfitüre	25	68	16,7	16,1	🔴⚪⚪	🔴⚪⚪
Pflaumenmus	25	49	12,0	7,9	🔴⚪⚪	🟡⚪⚪
Pflaumensaft	200	98	21,4	8,9	🔴⚪⚪	🔴⚪⚪
Pflaumenstreuselkuchen	150	318	31,0	3,7	🟡⚪⚪	🔴⚪⚪
Pichelsteiner (Eintopf)	450	279	34,2	2,5	🟡⚪⚪	🟢⚪⚪
Pichelsteiner (Eintopf), Konserve	150	111	3,4	0,3	🟡⚪⚪	🟡⚪⚪
Pickles süßsauer	50	18	3,0	0,4	🟡⚪⚪	🟢⚪⚪
Pilaw	250	605	81,3	0,5	🟡⚪⚪	🔴⚪⚪
Pilgermuschel gegart	180	63	1,9	0,0		🔴⚪⚪
Pilze chinesisch, getrocknet	25	59	17,3	0,5	🟢⚪⚪	🟢⚪⚪
Pilzragout überbacken	250	403	3,7	0,6	🟢⚪⚪	🟢⚪⚪
Pilzsauce dunkel	60	35	3,6	0,2	🟢⚪⚪	🔴⚪⚪
Pilzsauce hell	60	47	3,6	0,1	🟢⚪⚪	🔴⚪⚪
Pilzsuppe	320	118	7,9	0,1	🟢⚪⚪	🟢⚪⚪
Piment	1	3	0,5	0,0	⚪⚪⚪	🟢⚪⚪
Pimpinelle frisch	5	2	0,3	0,0	🟢⚪⚪	🟢⚪⚪
Pinienkerne	20	115	1,5	0,0	🟢⚪⚪	🟡⚪⚪
Pistazien	20	115	2,3	0,5	🟢⚪⚪	🟡⚪⚪
Pistazien geröstet	20	125	3,2	0,6	🟢⚪⚪	🔴⚪⚪
Pistazien, geröstet und gesalzen	20	123	3,1	0,6	🟢⚪⚪	🔴⚪⚪

Produktbezeichnung	Portion in g	kcal pro Portion	KH in g pro Portion	Sacc. in g pro Portion	GLYX-Faktor	Satt-faktor
Pizza al formaggi	250	710	68,9	0,3	○●○	●○○
Pizza al funghi	250	520	65,4	0,8	○●○	○●○
Pizza frutti di mare	250	420	61,5	0,7	○●○	●○○
Pizza margherita	250	645	109,9	0,5	○●○	●○○
Pizza napolitana	250	618	67,5	0,5	○●○	●○○
Pizza quattro stagioni	250	540	85,2	0,6	○●○	○●○
Pizza salami	250	660	65,7	1,1	○●○	●○○
Pizza siciliana	250	428	35,5	0,3	○●○	●○○
Pizza tonno	250	503	54,8	0,9	○●○	●○○
Pizza (Vollkorn) mit Oliven und Zwiebeln	250	393	35,2	0,7	○○●	○●○
Plätzchen gefüllt	50	198	22,9	13,1	○●○	●○○
Plätzchen aus Mürbeteig	50	245	28,4	12,0	○●○	●○○
Plätzchen aus Rührteig	50	158	26,3	14,0	○●○	●○○
Plockwurst	30	130	0,1	0,0		●○○
Plumpudding	250	660	80,6	20,9	○●○	●○○
Plunder-Kranz	100	393	40,5	13,6	○●○	●○○
Pökelfleisch	30	41	0,3	0,3		●○○
Polenta	250	348	26,9	0,5	○●○	●○○
Pommes frites frittiert	150	186	24,9	0,5	○●○	●○○
Pommes frites mit Mayonnaise	150	278	18,7	0,4	○●○	●○○
Pommes frites mit Ketchup	150	159	22,9	0,5	○●○	●○○
Porree frisch	150	39	4,8	0,8	○○●	○○●
Porree gegart	150	35	3,8	0,6	○○●	○○●
Portulak frisch	150	41	6,4	1,3	○●○	○○●
Portulak gegart	150	35	5,0	1,0	○○●	○○●
Portulak gesäuert	50	7	1,0	0,2	○○●	○○●
Portulak, Konserve	150	33	5,0	1,0	○○●	○○●
Portwein	50	77	6,0	0,0	●○○	●○○
Pottasche	1	2	0,4	0,0		●○○
Poularde	150	360	0,0	0,0		●○○
Praline alkoholfrei	12	49	10,2	8,2	●○○	●○○
Praline mit Alkohol	12	46	8,2	8,2	●○○	●○○
Praline mit Fruchtcreme	12	42	8,5	8,3	●○○	●○○

Produktbezeichnung	Portion in g	kcal pro Portion	KH in g pro Portion	Sacc. in g pro Portion	GLYX-Faktor	Satt-faktor
Praline mit Marzipan	12	60	5,1	5,1	○○🟢	○○○
Praline mit Nüssen	12	55	8,4	8,3	○🟡○	🔴○○
Praline mit Trüffeln	12	62	6,4	6,4	○🟡○	🔴○○
Preiselbeeren frisch	125	49	8,9	0,2	○○🟢	○○🟢
Preiselbeeren gegart	125	51	9,3	0,2	○○🟢	○○🟢
Preiselbeeren, Konserve	125	95	20,9	16,5	🔴○○	○○🟢
Preiselbeerkompott	250	308	71,8	61,2	🔴○○	○○🟢
Preiselbeerkonfitüre	25	68	16,4	15,8	🔴○○	🔴○○
Preiselbeersaft	200	82	15,9	3,1	🔴○○	🔴○○
Preiselbeersauce	60	35	8,5	6,8	🔴○○	○○○
Presssäckel	30	86	0,1	0,0		○○○
Printen	20	93	12,0	5,3	○🟡○	○🟡○
Prinzregententorte	100	386	34,5	20,9	○🟡○	○🟡○
Provolone, 45 % F.i.Tr.	30	102	0,0	0,0		
Puddingpulver	3	11	2,8	0,0	🔴○○	○○○
Puffreis	50	195	41,8	0,0	🔴○○	○○○
Puffreis mit Zucker und Honig	50	192	41,5	0,2	🔴○○	○○○
Pumpernickel	40	75	15,0	0,2	○🟡○	○○🟢
Punschbowle	200	216	33,5	26,9	🔴○○	🔴○○
Pute gegart	150	321	0,0	0,0		🔴○○
Pute mit Haut gegart	150	380	0,0	0,0		🔴○○
Putenbrust	150	161	0,0	0,0		🔴○○
Putenbrust gebraten mit Gemüsesauce	250	170	6,9	1,7	○🟡○	○🟡○
Putenragout	350	483	9,3	0,3	○🟡○	🔴○○
Putenschenkel gegart	150	284	0,0	0,0		🔴○○

» Q						
Quark, 10 %	30	25	1,1	0,0		🔴○○
Quark, 20 %	30	30	1,1	0,0		🔴○○
Quark, 30 %	30	37	1,0	0,0		🔴○○
Quark, 40 %	30	43	1,0	0,0		🔴○○
Quark Magerstufe	30	23	1,2	0,0		🔴○○
Quark-Apfel-Torte	120	204	26,9	14,5	○🟡○	🔴○○

Produktbezeichnung	Portion in g	kcal pro Portion	KH in g pro Portion	Sacc. in g pro Portion	GLYX-Faktor	Satt-faktor
Quark mit Früchten, 10 %	100	106	17,4	12,1	🔴⚪⚪	🔴⚪⚪
Quark mit Früchten, 20 %	100	112	17,3	12,1	⚪🟡⚪	🔴⚪⚪
Quark mit Früchten, 40 %	100	129	17,2	12,1	⚪🟡⚪	🔴⚪⚪
Quark mit Früchten, Magerstufe	100	103	17,5	12,1	🔴⚪⚪	🔴⚪⚪
Quarkklöße	150	354	43,2	20,3	⚪🟡⚪	🔴⚪⚪
Quarkklöße mit Kirschkompott	300	222	30,6	11,3	⚪🟡⚪	🔴⚪⚪
Quarkknödel	250	468	24,2	0,4	⚪🟡⚪	🔴⚪⚪
Quarkkrapfen	250	778	63,1	13,5	⚪🟡⚪	🔴⚪⚪
Quarkplinsen	200	436	33,9	4,7	⚪🟡⚪	🔴⚪⚪
Quarkpudding	250	543	48,1	30,0	⚪🟡⚪	🔴⚪⚪
Quarkspeise-Dessertpulver	3	11	2,8	0,0	🔴⚪⚪	🔴⚪⚪
Quarkspeise mit Erdbeeren	250	250	36,7	27,3	🔴⚪⚪	🔴⚪⚪
Quarkstrudel	150	336	41,8	8,7	⚪🟡⚪	🔴⚪⚪
Quarktasche	50	126	20,4	7,1	⚪🟡⚪	🔴⚪⚪
Quarktasche aus Quarkölteig	80	234	26,8	5,7	⚪🟡⚪	🔴⚪⚪
Quiche lorraine	250	725	39,4	0,5	⚪🟡⚪	🔴⚪⚪
Quitte frisch	125	49	9,2	0,4	⚪⚪🟢	⚪⚪🟢
Quitte gegart	125	51	9,6	0,5	⚪⚪🟢	⚪⚪🟢
Quittenkompott	250	95	20,7	12,1	⚪🟡⚪	⚪⚪🟢
Quittenkonfitüre	25	68	16,4	15,8	🔴⚪⚪	🔴⚪⚪

» R

Produktbezeichnung	Portion in g	kcal pro Portion	KH in g pro Portion	Sacc. in g pro Portion	GLYX-Faktor	Satt-faktor
Radicchio	50	7	0,8	0,1	⚪⚪🟢	⚪⚪🟢
Radieschen	100	15	2,1	0,1	⚪⚪🟢	⚪⚪🟢
Ragout fin	180	268	3,8	0,0	⚪🟡⚪	🔴⚪⚪
Ragout fin, Konserve	150	200	2,8	0,0	⚪🟡⚪	🔴⚪⚪
Rahmeis	75	187	10,4	8,7	⚪🟡⚪	🔴⚪⚪
Rahmsauce/Salatsauce	60	76	4,3	0,1	⚪🟡⚪	🔴⚪⚪
Rahmspinat	150	119	1,9	0,3	⚪⚪🟢	⚪⚪🟢
Rahmwirsing mit Sauce	250	180	7,3	1,4	⚪⚪🟢	⚪⚪🟢
Rapsöl	12	105	0,0	0,0		🔴⚪⚪
Raclette, 50 % F.i.Tr.	30	103	0,0	0,0		🔴⚪⚪
Ratatouille	350	119	9,7	0,9	⚪⚪🟢	⚪⚪🟢
Rauchfleisch	30	39	0,3	0,3		🔴⚪⚪

Produktbezeichnung	Portion in g	kcal pro Portion	KH in g pro Portion	Sacc. in g pro Portion	GLYX-Faktor	Satt-faktor
Ravioli mit Gemüse	250	434	35,3	0,2		
Ravioli mit Gemüse-Käse-Füllung	200	343	32,1	1,8		
Rebhuhn	150	333	0,0	0,0		
Regenbogenforelle	150	170	0,0	0,0		
Regenbogenforelle geräuchert	75	90	0,0	0,0		
Reh gegart	150	240	0,0	0,0		
Rehkeule mit Preiselbeersauce	350	620	21,9	16,7		
Rehpfeffer	400	788	19,5	4,5		
Reineclaude frisch	125	79	16,9	5,0		
Reineclaude gegart	125	83	17,6	5,2		
Reineclaude, Konserve	125	114	25,7	19,4		
Reinecladen-Konfitüre	25	70	17,0	16,1		
Reis geschält	60	209	46,6	0,0		
Reis geschält gegart	180	167	36,9	0,0		
Reis Kaiserin Art	250	323	63,5	48,4		
Reis parboiled	60	211	47,3	0,0		
Reis parboiled gegart	180	194	43,1	0,0		
Reis Trauttmansdorf	150	273	39,2	22,0		
Reis ungeschält	60	209	44,4	0,4		
Reis ungeschält gegart	180	202	42,0	0,0		
Reisauflauf mit Käse und Schinken	350	714	75,4	0,4		
Reisbrei	250	310	42,9	4,3		
Reiscrispies	50	189	42,4	3,7		
Reisfleisch	550	682	87,7	0,4		
Reismehl	10	35	7,8	0,0		
Reispudding (Pulver)	3	12	2,9	0,0		
Reispudding englisch	350	480	67,3	34,0		
Reissalat mit Äpfeln und Curry	170	163	31,6	2,6		
Reissalat mit Mayonnaise	170	179	21,4	1,8		
Reissalat mit Thunfisch und Tomaten	200	208	24,5	2,0		
Reisstärke	20	70	17,0	0,0		
Reissuppe mit Curry	350	203	25,1	0,2		

Produktbezeichnung	Portion in g	kcal pro Portion	KH in g pro Portion	Sacc. in g pro Portion	GLYX-Faktor	Satt-faktor
Reissuppe mit Fleisch und Gemüse	400	172	20,5	1,3	⚪🟡⚪	⚪🟡⚪
Reisvollkornbrot	50	108	22,0	0,1	🔴⚪⚪	⚪🟡⚪
Remoulade	15	96	2,3	0,0		🔴⚪⚪
Remouladensauce	60	383	1,8	1,0		🔴⚪⚪
Rettich frisch (weiß, rot, schwarz)	150	21	2,8	0,1	⚪⚪🟢	⚪⚪🟢
Rettich gegart	150	17	2,1	0,1	⚪⚪🟢	⚪⚪🟢
Rettichtrunk	200	10	1,2	0,1	⚪⚪🟢	⚪🟡⚪
Rhabarber gegart	150	21	2,1	0,5	⚪⚪🟢	⚪⚪🟢
Rhabarbercreme	150	96	18,7	11,7	🔴⚪⚪	⚪🟡⚪
Rhabarbergrütze	250	158	37,1	28,7	🔴⚪⚪	⚪🟡⚪
Rhabarberkaltschale	350	273	64,3	54,8	🔴⚪⚪	⚪🟡⚪
Rhabarberkompott	250	235	54,7	52,9	🔴⚪⚪	⚪🟡⚪
Rhabarberkuchen mit Baiser	120	217	24,5	14,0	⚪🟡⚪	⚪🟡⚪
Rhabarbernektar	200	104	24,8	24,3	🔴⚪⚪	🔴⚪⚪
Rhabarbersaft	200	92	19,2	17,4	🔴⚪⚪	🔴⚪⚪
Rheinische Bratwurst	150	408	0,4	0,0		🔴⚪⚪
Ricotta, 30 % F.i.Tr.	30	36	0,2	0,0		🔴⚪⚪
Ricotta, 45 % F.i.Tr.	30	49	0,2	0,0		🔴⚪⚪
Ricotta, 60 % F.i.Tr.	30	52	0,1	0,0		🔴⚪⚪
Riesengarnelen gegrillt	300	426	5,2	0,4	⚪🟡⚪	🔴⚪⚪
Riesenscampi gegrillt	300	444	3,4	0,0	⚪🟡⚪	🔴⚪⚪
Rind Kochfleisch gegart	125	284	0,0	0,0		🔴⚪⚪
Rinderbierschinken	30	58	0,1	0,0		🔴⚪⚪
Rinderbraten gegart	125	196	0,0	0,0		🔴⚪⚪
Rinderbraten mit Sauce	350	515	4,5	0,2	⚪🟡⚪	🔴⚪⚪
Rinderbrust gegart (Spannrippe)	125	343	0,0	0,0		🔴⚪⚪
Rinderfilet gegart	125	190	0,0	0,0		🔴⚪⚪
Rinderfilet mit Sauce	200	196	2,6	0,2		🔴⚪⚪
Rindergulasch, Konserve	150	188	3,2	0,1	⚪🟡⚪	🔴⚪⚪
Rindergulasch gegart	150	270	0,0	0,0		🔴⚪⚪
Rindergulasch mit Sauce	400	400	9,7	0,7	⚪🟡⚪	🔴⚪⚪
Rindergulasch ungarisch	400	464	10,7	1,4	⚪🟡⚪	🔴⚪⚪

Produktbezeichnung	Portion in g	kcal pro Portion	KH in g pro Portion	Sacc. in g pro Portion	GLYX-Faktor	Satt-faktor
Rinderherz gegart	125	128	0,9	0,0		🔴⚪⚪
Rinderkeule gegart	150	227	0,0	0,0		🔴⚪⚪
Rinderkotelett gegart	150	242	0,0	0,0		🔴⚪⚪
Rinderkutteln sauer mit Sauce	350	186	9,1	0,8	⚪🟡⚪	⚪🟡⚪
Rinderleber gegart	125	184	8,0	0,0	⚪🟡⚪	🔴⚪⚪
Rinderleberragout mit Äpfeln	300	360	18,8	1,2	⚪🟡⚪	⚪⚪⚪
Rinderlende gegart	125	190	0,0	0,0		🔴⚪⚪
Rindermark	125	1046	0,0	0,0		🔴⚪⚪
Rindernacken gegart (Kamm)	150	275	0,0	0,0		🔴⚪⚪
Rinderroulade, Konserve	150	186	2,6	0,2		🔴⚪⚪
Rinderroulade mager gegart	150	227	0,0	0,0		🔴⚪⚪
Rinderroulade mittelfett gegart	150	261	0,0	0,0	⚪🟡⚪	🔴⚪⚪
Rinderroulade mit Sauce	400	496	6,5	1,1		🔴⚪⚪
Rinderrücken/Roastbeef	125	163	0,0	0,0		🔴⚪⚪
Rinderrücken/Roastbeef gegart	125	201	0,0	0,0		🔴⚪⚪
Rinderschmorbraten mit Sauce	350	378	7,0	0,8		🔴⚪⚪
Rinderschulter gegart (Bug)	125	196	0,0	0,0		🔴⚪⚪
Rinderspieß mit Zwiebeln	350	571	5,6	1,1	⚪⚪🟢	⚪⚪⚪
Rindersteak gegart	150	242	0,0	0,0		🔴⚪⚪
Rindersteak mit Kräuterbutter	250	713	1,7	0,2		🔴⚪⚪
Rindertalg	15	129	0,0	0,0		🔴⚪⚪
Rinderzunge gegart	125	235	5,4	0,0	⚪🟡⚪	🔴⚪⚪
Rindfleisch gegart	150	270	0,0	0,0		🔴⚪⚪
Rindfleisch, Konserve	150	225	0,9	0,0		🔴⚪⚪
Rindfleisch mit Möhren und Schalotten	400	308	9,9	1,4	⚪⚪🟢	⚪🟡⚪
Rindfleischbrühe mit Ei	330	244	2,6	0,6		🔴⚪⚪
Rindfleischsalat mit Öl	100	244	2,6	0,5		🔴⚪⚪
Rindfleischsülze	30	42	0,1	0,0		🔴⚪⚪
Rindfleischsuppe, Brühwürfel	5	7	0,6	0,0		🔴⚪⚪
Rindfleischsuppe mit Nudeln	50	102	10,4	0,1	⚪🟡⚪	🔴⚪⚪
Rippchen gekocht	250	415	2,6	2,6		🔴⚪⚪
Risi-Pisi (Erbsenreis)	250	228	43,8	1,7	🔴⚪⚪	⚪🟡⚪
Risotto mit Butter und Parmesan	250	510	55,5	0,6	⚪🟡⚪	🔴⚪⚪

Produktbezeichnung	Portion in g	kcal pro Portion	KH in g pro Portion	Sacc. in g pro Portion	GLYX-Faktor	Satt-faktor
Roastbeef englisch	250	518	0,2	0,0		●○○
Roastbeef, mit Speck gebraten	300	603	1,0	0,2		●○○
Rodonkuchen	70	251	31,8	11,3	○●○	●○○
Roggenvollkorn	40	118	23,9	0,4	○●○	○○●
Roggenvollkorn gegart	180	169	33,6	0,5	○●○	○○●
Roggenbrötchen	60	134	27,8	0,4	●○○	○○●
Roggenflocken	40	118	24,0	0,4	○●○	○○●
Roggenkeime	10	34	2,1	0,0	○○●	○○●
Roggenmehl Type 815	10	32	6,7	0,1	●○○	○○●
Roggenmehl Type 997	10	32	7,1	0,1	○●○	○○●
Roggenmehl Type 1150	10	32	6,9	0,1	○●○	○○●
Roggenmischbrot	45	95	20,0	0,3	●○○	○●○
Roggenmischbrot mit Leinsamen	45	98	19,1	0,2	○●○	○○●
Roggenschrot Type 1800	40	117	23,6	0,4	○●○	○○●
Roggenvollkornbrot	50	94	18,8	0,3	○●○	○○●
Rohkost mit Weizenkeimlingen	250	225	22,6	6,9	○○●	○○●
Rohkostsalat mit Dressing	150	35	3,7	0,6	○○●	○○●
Rohkostsalat mit Joghurt	150	33	3,7	0,6	○○●	○○●
Rohkostsalat mit Öl	150	47	3,4	0,6	○○●	○○●
Rohkostsalat mit Sahne	150	75	3,6	0,7	○○●	○○●
Rohrnudeln	150	699	35,7	4,3	○●○	●○○
Rollmops	80	107	1,6	0,1		●○○
Romadur, 20 % F.i.Tr.	30	54	0,0	0,0		●○○
Romadur, 30 % F.i.Tr.	30	67	0,0	0,0		●○○
Romadur, 40 % F.i.Tr.	30	82	0,0	0,0		●○○
Romadur, 50 % F.i.Tr.	30	94	0,0	0,0		●○○
Romadur, 60 % F.i.Tr.	30	113	0,0	0,0		●○○
Romana-Salat	50	8	0,9	0,2	○○●	○○●
Roquefort	30	108	0,0	0,0		●○○
Roquefort Dressing	60	249	1,7	0,8		●○○
Rosenkohl frisch	150	54	4,9	1,6	○○●	○○●
Rosenkohl gedünstet	250	163	8,8	2,4	○○●	○○●
Rosenkohl gegart	150	42	3,2	1,1	○○●	○○●

Produktbezeichnung	Portion in g	kcal pro Portion	KH in g pro Portion	Sacc. in g pro Portion	GLYX-Faktor	Satt-faktor
Rosenkohlgemüse mit Käsesauce	250	235	6,8	1,9	⚪⚪🟡	🟢⚪🟢
Rosenkuchen aus Hefeteig	100	374	50,2	16,7	⚪⚪🟡	🔴⚪⚪
Rosenpaprika	1	3	0,3	0,0		⚪⚪🟢
Rosinen	25	75	16,6	0,3	🔴⚪⚪	⚪⚪🟡
Rosinenbrot	30	72	14,9	0,3	🔴⚪⚪	⚪⚪🟡
Rosinenbrötchen	45	114	23,4	0,4	🔴⚪⚪	⚪⚪🟡
Rosinenkuchen	70	214	34,9	11,0	⚪🟡⚪	🔴⚪⚪
Rosmarin frisch	5	3	0,4	0,1	⚪⚪🟢	⚪⚪🟢
Rosmarin getrocknet	1	3	0,5	0,1	🟢⚪⚪	🟢⚪⚪
Rostbratwurst	150	494	0,4	0,0		🔴⚪⚪
Röstbrotwürfel	20	55	11,0	0,0	🔴⚪⚪	⚪🟡⚪
Rösti	250	313	31,8	0,6	⚪🟡⚪	⚪⚪🟡
Rotbarsch gegart	180	101	0,0	0,0		🔴⚪⚪
Rotbarsch geräuchert	75	86	0,0	0,0		🔴⚪⚪
Rotbarsch in Dillsauce	250	303	6,1	0,1	⚪⚪🟡	🔴⚪⚪
Rotbarsch paniert	200	360	14,6	1,9	⚪🟡⚪	🔴⚪⚪
Rotbarschfilet	150	161	0,0	0,0		🔴⚪⚪
Rotbarschfilet gegart	150	188	0,0	0,0		🔴⚪⚪
Rotbarschfilet in Sauce	250	293	5,2	0,1	⚪🟡⚪	🔴⚪⚪
Rote Bete frisch	150	63	12,6	11,6	⚪⚪🟢	⚪⚪🟢
Rote Bete gedünstet	250	148	19,8	14,8	⚪⚪🟢	⚪⚪🟢
Rote Bete gegart	150	48	9,2	8,4	⚪⚪🟢	⚪⚪🟢
Rote Bete, Konserve	150	51	9,9	9,1	⚪⚪🟢	⚪⚪🟢
Rote-Bete-Salat gegart mit Öl	150	72	10,3	9,3	⚪⚪🟢	⚪⚪🟢
Rote Bete sauer	50	15	2,8	2,5	⚪⚪🟢	⚪⚪🟢
Rote-Bete-Trunk	200	28	5,4	5,0	🔴⚪⚪	🔴⚪⚪
Rote Grütze aus Fruchtsaft	250	248	59,3	46,5	🔴⚪⚪	🔴⚪⚪
Rotkappe frisch	100	14	0,3	0,0	⚪⚪🟢	⚪⚪🟢
Rotkohl frisch	150	35	5,3	0,5	⚪⚪🟢	⚪⚪🟢
Rotkohl gegart	150	27	3,8	0,4	⚪⚪🟢	⚪⚪🟢
Rotkohl gesäuert	50	6	0,9	0,1	⚪⚪🟢	⚪⚪🟢
Rotkohl, Konserve	150	29	4,1	0,4	⚪⚪🟢	⚪⚪🟢
Rotkohl mit Äpfeln	200	112	12,3	3,0	⚪⚪🟢	⚪⚪🟢

Produktbezeichnung	Portion in g	kcal pro Portion	KH in g pro Portion	Sacc. in g pro Portion	GLYX-Faktor	Satt-faktor
Rotweinpunsch	200	300	42,6	35,8	🔴⚪⚪	🔴⚪⚪
Rotwein, Qualitätswein	130	86	3,1	0,0	🔴⚪⚪	🔴⚪⚪
Rotwein schwer	130	101	3,3	0,0	🔴⚪⚪	🔴⚪⚪
Rotweinmarinade/Salatsauce	45	182	1,5	0,6		🔴⚪⚪
Rotweinsauce	60	34	3,3	0,2	⚪⚪🟢	🟡⚪⚪
Rotweinsauce süß	60	44	10,5	9,1	🔴⚪⚪	🔴⚪⚪
Rotwurst	30	52	0,1	0,0		🔴⚪⚪
Rückenspeck (Schwein)	30	209	0,0	0,0		🔴⚪⚪
Rührei	120	197	1,9	0,0		⚪⚪🟢
Rührei mit Käse und Schinken	170	325	1,2	0,2		⚪⚪🟢
Rührei mit Pfifferlingen	120	149	2,0	0,0	⚪⚪🟢	⚪⚪🟢
Rührei mit Räucherfisch	250	345	2,5	0,0		⚪⚪🟢
Rührei mit Speck	200	364	2,8	0,0		⚪⚪🟢
Rührei mit Steinpilzen	290	334	3,2	0,3	⚪⚪🟢	⚪⚪🟢
Rum	20	46	0,0	0,0		🔴⚪⚪
Rumkugeln	20	81	13,8	10,6	⚪🟡⚪	🔴⚪⚪
Rumpsteak mit Zwiebeln	300	429	2,1	0,4		🔴⚪⚪
Rumsauce	60	61	6,6	3,2	🟡⚪⚪	🔴⚪⚪
Rumtopf	250	408	53,2	44,5	🔴⚪⚪	🔴⚪⚪
Russisch Brot	5	19	4,2	1,9	🔴⚪⚪	🔴⚪⚪
Russische Creme mit Sahne	150	323	32,5	30,5	🟡⚪⚪	🔴⚪⚪

» S

Produktbezeichnung	Portion in g	kcal pro Portion	KH in g pro Portion	Sacc. in g pro Portion	GLYX-Faktor	Satt-faktor
Saccharin-/Cyclamattabletten	0,5	1	0,0	0,0		🔴⚪⚪
Sachertorte	120	404	54,8	38,3	⚪🟡⚪	🔴⚪⚪
Saflorsaat	10	54	3,2	0,1	⚪⚪🟢	🔴⚪⚪
Safran	1	3	0,6	0,1		⚪🟡⚪
Sago	10	34	8,3	0,0	🔴⚪⚪	🔴⚪⚪
Sahne, 30%	25	72	0,8	0,0		🔴⚪⚪
Sahnedressing	60	88	3,3	1,0	⚪🟡⚪	🔴⚪⚪
Sahnefruchteis	100	186	22,4	18,3	⚪🟡⚪	🔴⚪⚪
Sahnekaramellen	5	18	4,0	2,2	🔴⚪⚪	🔴⚪⚪
Sahnemokkaeis	100	222	18,2	13,2	⚪🟡⚪	🔴⚪⚪

Produktbezeichnung	Portion in g	kcal pro Portion	KH in g pro Portion	Sacc. in g pro Portion	GLYX-Faktor	Satt-faktor
Sahneschokoladeneis	100	258	22,0	18,2	gelb	rot
Sahnesauce hell	60	52	2,6	0,2	gelb	rot
Sahnesauce süß	60	183	10,0	8,3	gelb	rot
Sahnestandmittel	1	4	0,9	0,0	rot	rot
Sahnevanilleeis mit Curaçao	100	225	17,6	14,5	gelb	rot
Sahnevanilleeis mit Schokoladensauce	130	346	25,6	20,4	gelb	rot
Salami	30	108	0,6	0,0		rot
Salami italienisch	30	99	0,1	0,0		rot
Salami ungarisch	30	110	0,1	0,0		rot
Salanaise Salatcreme, 25 %	15	41	1,8	0,0	gelb	rot
Salatmayonnaise	48	189	4,5	1,5	gelb	rot
Salatmayonnaise, 50 %	15	72	0,8	0,0	gelb	rot
Salbei frisch	5	3	0,3	0,1	grün	grün
Salbei getrocknet	1	3	0,4	0,1	grün	grün
Salz, jodiertes Speisesalz	0,5	0	0,0	0,0		rot
Salzburger Nockerl	200	422	35,4	21,8	gelb	rot
Salzgebäck	25	87	18,8	0,1	rot	rot
Salzkartoffeln	250	170	35,5	0,7	gelb	grün
Salzstangen	30	104	22,6	0,1	rot	grün
Sambal Oelek	20	28	4,5	2,1	gelb	grün
Sanddornbeere frisch	125	118	6,5	0,6	grün	grün
Sanddornbeere gegart	125	123	6,8	0,6	grün	grün
Sanddornbeeren-Konzentrat	5	20	1,1	0,1	grün	rot
Sanddornkonfitüre	25	73	16,2	15,8	rot	rot
Sanddornsaft	200	174	12,5	3,7	gelb	rot
Sandkuchen	70	308	31,2	17,1	gelb	rot
Sandwich mit Geflügel und Tomate	70	165	8,2	0,3	gelb	rot
Sandwich mit Geflügelsalat	50	121	18,5	0,8	gelb	rot
Sandwich mit Krabbensalat	50	114	18,0	0,7	gelb	rot
Sandwich mit Thunfisch und Salat	70	186	14,1	0,4	gelb	rot
Sandwich mit Tomate und Mozzarella	70	127	10,0	0,5	gelb	rot

Produktbezeichnung	Portion in g	kcal pro Portion	KH in g pro Portion	Sacc. in g pro Portion	GLYX-Faktor	Satt-faktor
Sardellen gesalzen	75	71	0,0	0,0		🔴⚪⚪
Sardellen, Konserve	65	66	0,0	0,0		🔴⚪⚪
Sardellenpaste	15	29	1,2	0,0		🔴⚪⚪
Sardinen gegart	180	139	0,0	0,0		🔴⚪⚪
Sardinen geräuchert	75	95	0,0	0,0		🔴⚪⚪
Sardinen in Öl, Konserve	60	100	0,0	0,0		🔴⚪⚪
Sardinenfilet gegart	150	207	0,0	0,0		🔴⚪⚪
Sauce béarnaise, Fertigprodukt	60	251	0,7	0,3		🔴⚪⚪
Sauce hollandaise, Fertigprodukt	50	56	2,9	0,0		🔴⚪⚪
Sauerampfer	150	33	3,0	0,3	⚪⚪🟢	⚪⚪🟢
Sauerampfer getrocknet	1	2	0,2	0,0	⚪⚪🟢	⚪⚪🟢
Sauerbraten mit Sauce und Gemüse	350	399	12,5	7,5	🟡⚪⚪	🔴⚪⚪
Sauerbraten rheinisch mit Sauce	350	326	5,1	0,5	⚪⚪🟢	🔴⚪⚪
Sauerkirschkompott	250	203	43,2	20,0	⚪🟡⚪	⚪🟡⚪
Sauerkraut frisch	150	26	1,2	0,3	⚪⚪🟢	⚪⚪🟢
Sauerkraut frisch, gegart	150	26	0,9	0,2	⚪⚪🟢	⚪⚪🟢
Sauerkraut, Konserve	150	24	0,9	0,2	⚪⚪🟢	⚪⚪🟢
Sauerkrauteintopf mit Schwein	450	234	22,6	1,5	⚪🟡⚪	⚪⚪🟢
Sauerkrautpirogge mit gekochten Eiern	200	340	34,9	0,8	⚪🟡⚪	⚪🟡⚪
Sauerkrautsuppe mit Paprikaschoten	350	119	5,4	0,5	⚪⚪🟢	⚪⚪🟢
Sauerkrauttrunk	200	12	0,5	0,1	⚪⚪🟢	⚪⚪🟢
Sauermilchkäse Magerstufe	30	39	0,0	0,0		🔴⚪⚪
Sauermolke	200	46	8,4	0,0	⚪🟡⚪	🔴⚪⚪
Saure Sahne, 10 %	25	29	0,8	0,0		🔴⚪⚪
Savarin (Kuchen)	150	380	48,4	12,5	⚪🟡⚪	🔴⚪⚪
Scampi in Tomatensauce	200	182	4,4	0,3	⚪🟡⚪	🔴⚪⚪
Schaf Innereien, gegart	125	126	0,8	0,0		🔴⚪⚪
Schaffleisch mager gegart	150	270	0,0	0,0		🔴⚪⚪
Schaffleisch mittelfett gegart	150	405	0,0	0,0		🔴⚪⚪
Schafsherz gegart	125	203	1,5	0,0		🔴⚪⚪

Produktbezeichnung	Portion in g	kcal pro Portion	KH in g pro Portion	Sacc. in g pro Portion	GLYX-Faktor	Satt-faktor
Schafsleber gegart	125	169	3,0	0,0	○🟡🟡	🔴○○
Schafsmilch	150	144	7,1	0,0	○🟡🟡	🔴○○
Schafszunge gegart	125	229	2,2	0,0		🔴○○
Schalerbse	150	123	18,5	7,4	○🟢🟢	○○🟢
Schalotte	30	7	1,0	0,2	○🟢🟢	○○🟢
Schaschlik Grillsauce	20	15	2,0	0,2	○🟢🟢	○○🟢
Schaschlik mit Pommes und Ketchup	270	362	26,8	0,8	○🟡🟡	🔴○○
Schaumdessert-Pulver Schokolade	3	11	2,8	0,0	🔴○○	🔴○○
Schaumdessert-Pulver Vanille	3	11	2,8	0,0	🔴○○	🔴○○
Scheiblette	30	81	1,9	0,0		🔴○○
Schellfisch gegart	180	88	0,0	0,0		🔴○○
Schellfischfilet	150	117	0,0	0,0		🔴○○
Schellfischfilet gegart	150	137	0,0	0,0		🔴○○
Schichtkäse, 10 % F.i.Tr.	30	26	1,1	0,0		🔴○○
Schichtkäse, 20 % F.i.Tr.	30	30	1,1	0,0		🔴○○
Schichtkäse, 30 % F.i.Tr.	30	34	1,1	0,0		🔴○○
Schichtkäse, 40 % F.i.Tr.	30	44	1,0	0,0		🔴○○
Schillerlocke geräuchert	75	122	0,0	0,0		🔴○○
Schinken gekocht	30	34	0,3	0,3		🔴○○
Schinken, gekocht und geräuchert	30	36	0,3	0,3		🔴○○
Schinken-Käse-Toast	100	230	10,2	0,9	○○🟡	🔴○○
Schinken, roh und geräuchert	30	35	0,3	0,3		🔴○○
Schinkenfleckerln	350	907	79,6	1,5	○🟡🟡	🔴○○
Schinkenhörnchen	70	373	20,8	0,3	○🟡🟡	🔴○○
Schinkenmettwurst	30	107	0,1	0,0		🔴○○
Schinkenplockwurst	30	119	0,1	0,0		🔴○○
Schinkenröllchen in Aspik	30	33	0,4	0,3		🔴○○
Schinkenspeck	30	46	0,0	0,0		🔴○○
Schinkenspeck, ungeräuchert	30	46	0,0	0,0		🔴○○
Schinkenwurst roh, »Krakauer Art«	150	456	0,3	0,0		🔴○○
Schinkenwurst roh	150	440	0,4	0,1		🔴○○

Produktbezeichnung	Portion in g	kcal pro Portion	KH in g pro Portion	Sacc. in g pro Portion	GLYX-Faktor	Satt-faktor
Schlachtplatte mit Sauerkraut	500	615	3,5	0,7	⚪⚪🟢	⚪🟡⚪
Schlehe	125	86	14,7	1,2	🟡⚪⚪	⚪⚪🟢
Schleie gegart	180	61	0,0	0,0		🔴⚪⚪
Schleie paniert	200	332	18,9	0,8	🔴⚪⚪	🔴⚪⚪
Schleienfilet gebraten	150	134	0,0	0,0		🔴⚪⚪
Schlesisches Himmelreich (Fleischgericht)	400	504	51,0	22,2	⚪⚪🟢	⚪⚪🟢
Schlüterbrot	45	85	16,9	0,3	🟡⚪⚪	⚪⚪🟢
Schmand, 20%	25	51	0,9	0,0		🔴⚪⚪
Schmelzkäse, 10% F.i.Tr.	30	38	1,6	0,0		🔴⚪⚪
Schmelzkäse, 20% F.i.Tr.	30	57	2,3	0,0		🔴⚪⚪
Schmelzkäse, 30% F.i.Tr.	30	63	1,7	0,0		🔴⚪⚪
Schmelzkäse, 40% F.i.Tr.	30	75	1,5	0,0		🔴⚪⚪
Schmelzkäse mit Pilzen, 30% F.i.Tr.	30	56	1,8	0,0		🔴⚪⚪
Schmierwurst/fette Mettwurst	30	115	0,1	0,0		🔴⚪⚪
Schmorgurken mit Hack gefüllt	250	143	8,9	0,3	⚪⚪🟢	⚪🟡⚪
Schmorgurkengemüse	250	68	5,5	0,3	⚪⚪🟢	⚪⚪🟢
Schnecken »Burgunder Art«	180	412	3,6	0,3	⚪🟡⚪	🔴⚪⚪
Schnecken gegart	50	32	1,1	0,0		🔴⚪⚪
Schnittkäse, 30% F.i.Tr.	30	77	0,0	0,0		🔴⚪⚪
Schnittkäse, 40% F.i.Tr.	30	94	0,0	0,0		🔴⚪⚪
Schnittkäse, 50% F.i.Tr.	30	107	0,0	0,0		🔴⚪⚪
Schnittlauch frisch	5	1	0,1	0,0	⚪⚪🟢	⚪⚪🟢
Schnittlauch getrocknet	1	2	0,1	0,0	⚪⚪🟢	⚪⚪🟢
Schnittlauchquark	90	103	3,0	0,0		🔴⚪⚪
Schnittlauchquark mager	90	61	3,5	0,0	⚪🟡⚪	🔴⚪⚪
Schnittsalat	50	10	1,4	0,3	⚪⚪🟢	⚪⚪🟢
Schokolade	20	107	10,8	8,9	⚪🟡⚪	🔴⚪⚪
Schokolade Blätterkrokant	20	101	10,2	9,7	⚪🟡⚪	⚪🟡⚪
Schokolade Crunch	20	104	9,7	7,5	⚪🟢⚪	⚪🟡⚪
Schokolade Erdnuss	20	104	9,8	8,3	⚪🟢⚪	⚪🟡⚪
Schokolade Fruchtcreme	20	70	14,1	13,7	🔴⚪⚪	🔴⚪⚪
Schokolade Joghurt	20	70	13,9	13,6	🔴⚪⚪	🔴⚪⚪

Produktbezeichnung	Portion in g	kcal pro Portion	KH in g pro Portion	Sacc. in g pro Portion	GLYX-Faktor	Satt-faktor
Schokolade Kokosnuss	20	82	13,9	13,8	○🟡○	🔴○○
Schokolade Mandel	20	104	9,1	7,6	○🟢○	🔴○○
Schokolade Mandelnougat	20	104	9,8	8,3	○🟢○	🔴○○
Schokolade Marzipan	20	100	8,5	8,5	○🟢○	🔴○○
Schokolade mit Alkohol	20	69	13,8	13,6	🔴○○	🔴○○
Schokolade Mokka	20	104	10,4	8,8	○🟡○	🔴○○
Schokolade Mokkasahne	20	109	11,1	10,5	○🟡○	🔴○○
Schokolade Noisette	20	109	11,3	10,7	○🟡○	🔴○○
Schokolade Nougat	20	103	10,3	8,8	○🟡○	🔴○○
Schokolade Nuss	20	87	15,3	13,8	○🟡○	🔴○○
Schokolade Sahne	20	98	12,4	11,6	○🟡○	🔴○○
Schokolade Traube/Nuss	20	87	15,3	13,8	○🟡○	🔴○○
Schokolade Trüffel	20	104	10,7	10,6	○🟡○	○🟡○
Schokolade Vollmilch Nuss	20	104	9,8	8,3	○🟢○	🔴○○
Schokolade weiß	20	108	12,5	11,0	○🟡○	🔴○○
Schokoladen-Buttercremetorte	100	315	32,9	20,7	○🟡○	🔴○○
Schokoladencreme	200	352	34,6	20,0	○🟡○	🔴○○
Schokoladendragees	25	93	19,2	14,2	🔴○○	○🟡○
Schokoladeneis	100	191	21,7	17,2	○🟡○	🔴○○
Schokoladenflammeri	250	178	25,8	11,3	○🟡○	🔴○○
Schokoladenguss	15	68	8,5	7,6	○🟡○	○🟡○
Schokoladen-Honigkuchen	70	266	52,5	20,8	🔴○○	🔴○○
Schokoladenkuchen	70	251	28,7	11,9	○🟡○	🔴○○
Schokoladen-Nusstorte aus Rührteig	100	412	40,8	28,6	○🟡○	🔴○○
Schokoladenpudding	250	393	36,4	16,8	○🟡○	🔴○○
Schokoladen-Sahnetorte	100	323	25,3	14,7	○🟡○	🔴○○
Schokoladensauce	60	47	7,6	2,1	○🟡○	🔴○○
Schokoladensauce, Trockenprodukt	10	16	1,9	1,0		🔴○○
Schokoladenstreusel	10	44	5,9	5,9	○🟡○	○○🟢
Schokoladentorte französisch	120	512	47,3	33,1	○🟡○	🔴○○
Schokomüsli	40	156	24,2	5,0	○🟡○	🔴○○
Schokoquarkspeise	250	300	42,3	27,1	🔴○○	🔴○○

Produktbezeichnung	Portion in g	kcal pro Portion	KH in g pro Portion	Sacc. in g pro Portion	GLYX-Faktor	Satt-faktor
Scholle gegart	180	99	0,0	0,0		●○○
Scholle geräuchert	75	71	0,0	0,0		●○○
Scholle paniert	200	352	9,9	0,5	○●○	●○○
Schollenfilet	150	135	0,0	0,0		●○○
Schollenfilet gegart	150	158	0,0	0,0		●○○
Schollenfilet gebraten	200	326	6,2	0,2	○●○	●○○
Schupfnudeln	200	254	43,2	0,5	○●○	○●○
Schwartenmagen	30	54	0,2	0,0		●○○
Schwarzweiß-Gebäck	50	234	31,6	15,6	○●○	●○○
Schwarzbrotpudding	250	580	72,1	37,0	○●○	○●○
Schwarzwaldbecher mit Quark	350	462	58,0	39,0	○●○	●○○
Schwarzwälder Kirschtorte	120	296	25,7	10,4	○●○	●○○
Schwarzwurzeln frisch	150	26	2,4	0,6	○○●	○○●
Schwarzwurzeln gegart	150	23	1,8	0,5	○○●	○○●
Schwarzwurzeln gesäuert	50	5	0,4	0,1	○○●	○○●
Schwarzwurzeln, Konserve	150	23	1,9	0,5	○○●	○○●
Schwarzwurzeln in Sauce hollandaise	250	123	9,9	0,9	○○●	○○●
Schwedenmilch, 3,5 %	150	99	7,1	0,0	○●○	●○○
Schweinebacke gegart	150	479	0,0	0,0		●○○
Schweinebauch gegart	150	608	0,0	0,0		●○○
Schweinebauch gefüllt	100	317	1,0	0,4		●○○
Schweinebraten gepökelt	125	171	1,1	1,1		●○○
Schweinebraten geräuchert	125	174	1,1	1,1		●○○
Schweinebraten, Konserve	150	206	2,4	0,1		●○○
Schweinebraten gegart	125	271	0,0	0,0		●○○
Schweinefilet gegart	125	183	0,0	0,0		●○○
Schweinefleisch gegart	150	384	0,0	0,0		●○○
Schweinefleisch im eigenen Saft	150	233	0,3	0,0		●○○
Schweinefleisch in Aspik	30	46	0,3	0,2		●○○
Schweinefleisch gepökelt	150	225	1,3	1,3		●○○
Schweinefleisch geräuchert	150	230	1,3	1,3		●○○
Schweineflomen	30	239	0,0	0,0		●○○

Produktbezeichnung	Portion in g	kcal pro Portion	KH in g pro Portion	Sacc. in g pro Portion	GLYX-Faktor	Satt-faktor
Schweinegulasch mit Zwiebeln und Tomaten	350	364	17,3	1,5	◐○●	●○○
Schweinegulasch gegart	150	326	0,0	0,0		●○○
Schweineherz gegart	125	135	0,6	0,0		●○○
Schweinekeule gegart	125	234	0,0	0,0		●○○
Schweinekeule mit Kruste	250	363	3,0	0,3		●○○
Schweinekopf gegart	150	479	0,0	0,0		●○○
Schweinekotelett natur	200	434	0,0	0,1	◐○●	●○○
Schweinekotelett paniert	200	524	27,1	1,2	○◐●	●○○
Schweinekotelett gegart	150	315	0,0	0,0		●○○
Schweineleber gegart	125	154	3,2	0,0	◐○●	●○○
Schweinelende gegart	150	314	0,0	0,0		●○○
Schweinemagen gegart	125	190	0,0	0,0		●○○
Schweinenacken gegart (Kamm)	150	360	0,0	0,0		●○○
Schweineniere gegart	125	144	1,2	0,0		●○○
Schweinenieren süßsauer mit Sauce	250	175	2,4	0,2		●○○
Schweineragout mit Kräutern	350	312	15,0	0,9	○○●	◐○○
Schweineroulade gegart	150	263	0,0	0,0		●○○
Schweineroulade mit Sauerkrautfüllung	300	381	5,8	0,3	◐○●	●○○
Schweinerücken gegart	150	315	0,0	0,0		●○○
Schweineschmalz	15	132	0,0	0,0		●○○
Schweineschnitzel natur	160	278	0,0	0,0		●○○
Schweineschnitzel paniert	180	428	25,7	1,1	○◐●	●○○
Schweineschulter gegart (Bug)	150	342	0,0	0,0		●○○
Schweineschwarte gekocht	30	49	0,0	0,0		●○○
Schweinespieß mit Zwiebeln	150	222	2,5	0,7		●○○
Schweinesteak	150	218	0,2	0,0		●○○
Schweinesteak gegart	150	315	0,0	0,0		●○○
Schweinezunge gegart	125	246	0,7	0,0		●○○
Schweinsohren	70	351	37,3	13,2	◐○●	●○○
Schwertfisch	150	174	0,0	0,0		●○○
Seehecht gegart	180	106	0,0	0,0		●○○

Produktbezeichnung	Portion in g	kcal pro Portion	KH in g pro Portion	Sacc. in g pro Portion	GLYX-Faktor	Satt-faktor
Seehechtfilet	150	138	0,0	0,0		●○○
Seehechtfilet gegart	150	162	0,0	0,0		●○○
Seelachs gegart	180	108	0,0	0,0		●○○
Seelachs in Öl, Konserve	60	88	0,0	0,0		●○○
Seelachsfilet	150	123	0,0	0,0		●○○
Seelachsfilet gegart	150	144	0,0	0,0		●○○
Seeteufel	150	111	0,0	0,0		●○○
Seezunge gebraten	200	294	2,5	0,4		●○○
Seezunge gegart	180	121	0,0	0,0		●○○
Seezunge gegrillt	200	224	1,0	0,2		●○○
Seezunge geräuchert	75	66	0,0	0,0		●○○
Seezunge paniert	200	316	10,5	0,3	○●○	●○○
Seezungenfilet	150	125	0,0	0,0		●○○
Seezungenfilet gegart	150	146	0,0	0,0		●○○
Seezungenfilet mit Sauce	200	226	0,7	0,2		●○○
Sekt	100	79	3,5	0,0	●○○	●○○
Sellerie-Apfel-Salat mit Zitronenmarinade	150	113	12,8	3,3	○○●	○○●
Sellerieblätter frisch	5	1	0,2	0,0	○○●	○○●
Sellerieblätter getrocknet	1	3	0,4	0,1	○○●	○○●
Sellerie-Cremesuppe	350	67	3,0	1,6	○○●	○○●
Sellerieknolle frisch	150	29	3,4	2,5	○○●	○○●
Sellerieknolle gegart	150	23	2,3	0,4	○○●	○○●
Sellerieknolle gesäuert	50	6	0,5	1,7	○○●	○○●
Sellerieknolle, Konserve	150	24	2,6	1,9	○○●	○○●
Sellerieknollensaft	200	32	3,8	2,8	○●○	○○●
Selleriesalat gegart mit Dressing	150	51	3,1	2,2	○○●	○○●
Selleriesalat sauer	50	8	0,8	0,5	○○●	○○●
Selleriesalz	0,5	0	0,0	0,0		●○○
Selleriescheiben ausgebacken	250	208	15,5	3,4	○○●	○○●
Selleriesuppe	350	126	10,0	1,7	○○●	○○●
Semmelauflauf	300	726	82,6	25,5	○●○	●○○
Semmelbrösel	15	54	11,0	0,7	●○○	○●○
Semmelknödel	200	338	41,8	0,7	○●○	●○○

Produktbezeichnung	Portion in g	kcal pro Portion	KH in g pro Portion	Sacc. in g pro Portion	GLYX-Faktor	Satt-faktor
Senf, scharf und extra scharf	5	4	0,2	0,1		⚪⚪🟡
Senf, süß, mild, mittelscharf	5	4	0,3	0,1		⚪⚪🟡
Senfbutter	20	115	0,4	0,1		🔴⚪⚪
Senfgurke sauer	50	7	0,8	0,2	⚪⚪🟢	⚪⚪🟢
Senfkörner gelb	1	5	0,3	0,1		⚪⚪🟢
Senfpulver	1	3	0,5	0,2		⚪⚪🟢
Senfsauce	60	45	3,3	0,2	⚪🟡⚪	🔴⚪⚪
Serbische Bohnensuppe	400	260	27,4	1,9	⚪🟡⚪	⚪⚪🟢
Serbische Bohnensuppe, Konserve	250	153	14,8	1,0	⚪⚪🟢	⚪⚪🟢
Serbisches Reisfleisch	350	301	34,2	0,2	⚪🟡⚪	🔴⚪⚪
Serviettenklöße	200	388	35,8	0,6	⚪🟡⚪	🔴⚪⚪
Sesam	10	56	1,0	0,0	⚪⚪🟢	⚪🟡⚪
Sesam geröstet	10	59	0,9	0,0	⚪⚪🟢	⚪🟡⚪
Sesam Krokant	20	87	16,4	16,0	🔴⚪⚪	🔴⚪⚪
Sesamöl	12	106	0,0	0,0		🔴⚪⚪
Sheabutter	20	175	0,0	0,0		🔴⚪⚪
Sherry	50	59	0,7	0,0		🔴⚪⚪
Sherry sweet/cream	50	70	3,5	0,0	🔴⚪⚪	🔴⚪⚪
Shiitakepilz frisch	100	42	12,3	0,4	⚪⚪🟢	⚪⚪🟢
Shiitakepilz getrocknet	25	59	17,3	0,5	⚪⚪🟢	⚪⚪🟢
Shiitakepilz, Konserve	100	38	11,2	0,3	⚪⚪🟢	⚪⚪🟢
Shrimps	100	91	0,7	0,0		🔴⚪⚪
Shrimps gegart	100	93	0,8	0,0		🔴⚪⚪
Shrimps, Konserve	65	59	0,5	0,0		🔴⚪⚪
Simonsbrot	45	85	16,9	0,3	⚪🟡⚪	⚪⚪🟢
Sirup	25	81	19,8	0,0	🔴⚪⚪	🔴⚪⚪
Sirupprinten	20	78	14,8	2,4	🔴⚪⚪	🔴⚪⚪
Softeis	75	97	18,6	16,3	🔴⚪⚪	🔴⚪⚪
Sojaaufschnitt	30	80	0,9	0,1	⚪⚪🟢	🔴⚪⚪
Sojabohnen, Konserve	150	197	12,6	0,8	⚪⚪🟢	⚪⚪🟢
Sojabohnen geröstet	25	90	0,1	0,1	⚪⚪🟢	⚪⚪🟢
Sojabohnen getrocknet	50	208	14,6	0,9	⚪⚪🟢	⚪🟡⚪
Sojabohnen Pulver	1	4	0,3	0,0	⚪⚪🟢	⚪🟡⚪

Produktbezeichnung	Portion in g	kcal pro Portion	KH in g pro Portion	Sacc. in g pro Portion	GLYX-Faktor	Satt-faktor
Sojabolognese, Konserve	100	87	3,0	0,9	○○● (grün)	○○● (grün)
Sojabrot	45	162	0,2	0,2		○○● (grün)
Sojadrink ungesüßt	150	228	0,3	0,3		○○● (grün)
Sojaeiweiß	10	29	0,0	0,0		○○● (grün)
Sojafleisch roh, Trockenprodukt	30	92	8,9	0,4	○●○ (gelb)	○○● (grün)
Sojafleisch in Sauce, Konserve	200	384	2,5	0,1	○○● (grün)	●○○ (rot)
Sojagulasch in Sauce, Konserve	200	204	11,5	0,8	○○● (grün)	○●○ (gelb)
Sojaklöße, Konserve	200	580	52,1	2,2	○●○ (gelb)	○○● (grün)
Sojalezithin	10	88	0,0	0,0		●○○ (rot)
Sojamehl entfettet	10	20	0,1	0,1	○○● (grün)	○○● (grün)
Sojamehl halbfett	10	27	0,1	0,0	○○● (grün)	○○● (grün)
Sojamehl vollfett	10	34	0,0	0,0	○○● (grün)	○○● (grün)
Sojamilch flüssig	150	228	0,3	0,3	○○● (grün)	○○● (grün)
Sojamilch milchsauer	150	228	0,3	0,3	○○● (grün)	○○● (grün)
Sojanudeln roh	60	195	31,5	0,4	○●○ (gelb)	○○● (grün)
Sojaöl	12	105	0,0	0,0		●○○ (rot)
Sojapaste	20	12	0,2	0,1	○○● (grün)	○○● (grün)
Sojaragout mit Sauce, Konserve	200	168	5,3	0,3	○○● (grün)	○○● (grün)
Sojaschnitzel roh, Trockenprodukt	30	92	8,9	0,4	○●○ (gelb)	○○● (grün)
Sojaschrot	40	98	0,1	0,1	○○● (grün)	○○● (grün)
Sojasauce	20	14	1,7	0,0	○○● (grün)	●○○ (rot)
Sojasprossen	100	52	4,7	2,4	○○● (grün)	○○● (grün)
Sojasprossen gegart	150	69	5,3	2,7	○○● (grün)	○○● (grün)
Sojasprossen, Konserve	150	62	4,7	2,4	○○● (grün)	○○● (grün)
Sojasteak roh, Trockenprodukt	30	92	8,9	0,4	○●○ (gelb)	○○● (grün)
Sojawurst, Konserve	100	292	5,3	0,5	○○● (grün)	●○○ (rot)
Sonnenblumenkerne	20	115	2,5	0,0	○○● (grün)	○●○ (gelb)
Sonnenblumenkerne geröstet	20	120	2,2	0,0	○○● (grün)	●○○ (rot)
Sonnenblumenöl	12	106	0,0	0,0		●○○ (rot)
Sauce dunkel	60	70	3,7	0,1	○●○ (gelb)	●○○ (rot)
Sauce hell	60	44	3,2	0,1	○●○ (gelb)	●○○ (rot)
Spaghetti alla carbonara	250	515	45,7	0,2	○●○ (gelb)	●○○ (rot)
Spaghetti Bolognese	250	338	33,2	0,3	○○● (grün)	●○○ (rot)

Produktbezeichnung	Portion in g	kcal pro Portion	KH in g pro Portion	Sacc. in g pro Portion	GLYX-Faktor	Satt-faktor
Spaghetti mit Aubergine und Ricotta	250	385	41,9	0,3	⚪🟡⚪	🔴⚪⚪
Spaghetti mit Ei	120	422	81,9	0,3	🔴⚪⚪	⚪🟡⚪
Spaghetti mit Gorgonzola	250	400	48,2	0,2	⚪🟡⚪	🔴⚪⚪
Spaghetti mit Tomatensauce	250	300	52,2	1,3	⚪🟡⚪	⚪🟡⚪
Spaghetti napoli	250	310	42,6	0,4	⚪🟡⚪	⚪🟡⚪
Spargel frisch	150	27	3,1	0,5	⚪⚪🟢	⚪⚪🟢
Spargel gegart	150	24	2,4	0,4	⚪⚪🟢	⚪⚪🟢
Spargel, Konserve	150	23	2,4	0,4	⚪⚪🟢	⚪⚪🟢
Spargel mit Sauce hollandaise	250	343	3,7	0,7	⚪⚪🟢	🔴⚪⚪
Spargel-Cremesuppe	300	252	15,4	0,1	⚪🟡⚪	🔴⚪⚪
Spargelsalat mit Essigmarinade	150	93	2,3	0,4	⚪⚪🟢	⚪🟡⚪
Spätzle	50	176	34,1	0,1	🔴⚪⚪	⚪🟡⚪
Speck durchwachsen	30	44	0,3	0,3		⚪🟡⚪
Speck durchwachsen und geräuchert	30	96	0,0	0,0		🔴⚪⚪
Speckkartoffeln	250	218	33,3	0,7	⚪🟡⚪	⚪⚪🟢
Speckpfannkuchen	250	563	63,0	0,2	⚪🟡⚪	⚪⚪🟢
Speckscholle	250	273	8,3	0,8	⚪🟡⚪	⚪⚪🟢
Specksauce	60	43	3,3	0,2	⚪⚪🟢	⚪⚪🟢
Speiseeis	75	64	9,9	7,4	⚪🟡⚪	⚪⚪🟢
Spekulatius	50	245	28,4	12,0	⚪🟡⚪	🔴⚪⚪
Spiegelei mit Schinkenspeck	160	259	0,8	0,0		🔴⚪⚪
Spinat frisch	150	26	0,8	0,3	⚪⚪🟢	⚪⚪🟢
Spinat gegart	150	29	0,7	0,3	⚪⚪🟢	⚪⚪🟢
Spinat, Konserve	150	24	0,6	0,3	⚪⚪🟢	⚪⚪🟢
Spinat mit Sahne	100	38	2,0	0,2	⚪⚪🟢	⚪⚪🟢
Spinatauflauf mit Fisch	300	267	7,3	0,9	⚪🟡⚪	⚪🟡⚪
Spinatauflauf mit Käse	300	240	8,8	0,8	⚪⚪🟢	⚪⚪🟢
Spinatauflauf mit Schinken	300	315	24,1	1,1	⚪⚪🟢	⚪🟡⚪
Spinatnocken	200	256	25,5	0,9	⚪🟡⚪	⚪🟡⚪
Spinat-Püreesuppe	350	182	15,6	0,8	⚪⚪🟢	⚪🟡⚪
Spinattrunk	200	12	0,4	0,1	⚪⚪🟢	⚪🟡⚪
Spitzbuben (Gebäck)	50	284	23,6	7,7	⚪🟡⚪	🔴⚪⚪

Produktbezeichnung	Portion in g	kcal pro Portion	KH in g pro Portion	Sacc. in g pro Portion	GLYX-Faktor	Satt-faktor
Spitzkohl	150	35	4,1	1,0	○○● (grün)	○○● (grün)
Springerle (Gebäck)	50	168	34,7	20,2	●○○ (rot)	●○○ (rot)
Spritzgebäck	50	266	26,8	11,8	○●○ (gelb)	●○○ (rot)
Sprotte geräuchert	75	169	0,0	0,0		●○○ (rot)
Sprotte, Konserve	65	138	0,0	0,0		●○○ (rot)
Stachelbeeren frisch	125	55	10,6	1,1	○○● (grün)	○○● (grün)
Stachelbeeren gegart	125	58	11,1	1,1	○●○ (gelb)	○○● (grün)
Stachelbeeren, Konserve	125	99	22,0	17,0	○○● (grün)	○○● (grün)
Stachelbeergrütze mit Sahne	250	300	58,1	39,9	○●○ (gelb)	●○○ (rot)
Stachelbeerkaltschale	350	228	53,8	36,4	●○○ (rot)	○●○ (gelb)
Stachelbeerkompott	250	238	54,9	43,4	●○○ (rot)	○●○ (gelb)
Stachelbeerkonfitüre	25	68	16,5	15,8	●○○ (rot)	●○○ (rot)
Stangenbohne grün	150	38	4,8	0,3	○○● (grün)	○○● (grün)
Stärke	10	35	8,6	0,0	●○○ (rot)	●○○ (rot)
Steckrüben in Sauce	250	95	13,9	1,1	○●○ (gelb)	○○● (grün)
Steckrüben mit Speck in Sauce	250	103	12,6	1,4	○○● (grün)	○○● (grün)
Steckrübeneintopf mit Schweinebauch	450	261	26,7	1,5	○●○ (gelb)	○○● (grün)
Steinbutt gebraten	200	240	2,6	0,4		●○○ (rot)
Steinbutt gegart	180	74	0,0	0,0		●○○ (rot)
Steinbutt paniert	200	340	18,6	0,8	○●○ (gelb)	●○○ (rot)
Steinbuttfilet gebraten	150	146	0,0	0,0		●○○ (rot)
Steinofenbrot	45	95	20,0	0,3	●○○ (rot)	○●○ (gelb)
Steinpilze frisch	100	20	0,5	0,0	○○● (grün)	○○● (grün)
Steinpilze gedünstet	200	142	4,2	0,5	○○● (grün)	○○● (grün)
Steinpilze getrocknet	25	37	1,0	0,0	○○● (grün)	○○● (grün)
Steinpilze, Konserve	100	19	0,5	0,0	○○● (grün)	○○● (grün)
Steinpilze in Sahnesauce	200	218	2,9	0,1	○○● (grün)	○○● (grün)
Steinpilzsuppe, Trockenprodukt	25	94	12,7	0,4	○●○ (gelb)	●○○ (rot)
Steppenkäse, 30 % F.i.Tr.	30	76	0,0	0,0		●○○ (rot)
Steppenkäse, 45 % F.i.Tr.	30	98	0,0	0,0		●○○ (rot)
Stilton, 60 % F.i.Tr.	30	138	0,0	0,0		●○○ (rot)
Stint gegart	180	83	0,0	0,0		●○○ (rot)
Stint geräuchert	75	71	0,0	0,0		●○○ (rot)

Produktbezeichnung	Portion in g	kcal pro Portion	KH in g pro Portion	Sacc. in g pro Portion	GLYX-Faktor	Satt-faktor
Stockfisch (Tiefkühlkost)	150	500	0,0	0,0		
Stout extra	330	132	6,9	0,0		
Stout Porter	330	172	13,9	0,0		
Streichmettwurst	30	111	0,1	0,0		
Streichrahm	20	44	0,7	0,0		
Streuselkuchen aus Hefeteig	100	376	54,4	16,1		
Streuselteig, Fertigteigmischung	60	311	29,6	0,1		
Studentenfutter	25	121	7,6	0,9		
Stutenmilch	200	96	12,4	0,0		
Sultaninen	25	75	16,6	0,3		
Sülzkotelett	30	36	0,3	0,2		
Suppe hell gebunden	350	179	23,5	0,0		
Suppe klar mit Ei	350	207	3,9	0,7		
Suppenfond, Konserve	250	60	2,4	0,4		
Suppengrün frisch	100	24	3,6	1,2		
Suppengrün gegart	50	11	1,5	0,5		
Suppengrün getrocknet	5	11	1,7	0,5		
Suppengrün, getrocknet und gegart	50	33	4,7	1,5		
Suppenhuhn gegart	150	335	0,0	0,0		
Suppenklöße aus Leber	50	98	12,2	0,1		
Suppenklöße aus Mark	50	210	11,5	0,7		
Suppenwürze	1	2	0,2	0,0		
Süßkirschkompott	250	215	48,2	19,5		
Süßmolke	200	50	9,4	0,0		
Süßwein	50	76	11,3	0,0		
Szegediner Gulasch	350	284	8,7	1,8		
T						
Tabasco	0,1	0	0,0	0,0		
Tafelspitz mit Meerrettichsauce	400	628	16,1	1,2		
Tafelwasser (mit Kohlensäure)	200	0	0,0	0,0		
Tagliatelle grün mit Muscheln	250	283	37,1	0,2		
Tagliatelle mit Pilzsauce	250	340	42,7	0,2		

Produktbezeichnung	Portion in g	kcal pro Portion	KH in g pro Portion	Sacc. in g pro Portion	GLYX-Faktor	Satt-faktor
Tagliatelle mit Schinken	250	443	48,8	0,2	gelb/orange	rot
Tahini aus rohem Sesam	20	117	4,2	0,1	grün	rot
Tapioka	50	175	42,5	0,0	rot	rot
Tatar gegart	100	145	0,0	0,0		rot
Tatar roh	100	113	0,0	0,0		rot
Taube gegart	150	330	0,0	0,0		rot
Tee grün	125	0	0,0	0,0		rot
Tee schwarz	125	0	0,0	0,0		rot
Tee schwarz mit Alkohol	125	19	0,2	0,0		rot
Tee schwarz mit Milch	125	3	0,2	0,0		rot
Tee schwarz mit Sahne	125	13	0,1	0,0		rot
Tee schwarz mit Zucker	125	10	2,4	2,4	gelb	rot
Tee schwarz mit Zucker und Milch	125	13	2,6	2,4	gelb	rot
Tee schwarz mit Zucker und Sahne	125	21	2,5	2,4	gelb	rot
Tee schwarz mit Zucker und Zitrone	125	14	3,2	3,0	rot	rot
Teegebäck	50	241	29,2	9,3	gelb	rot
Teewurst	30	110	0,1	0,0		rot
Teewurst »Rügenwälder Art«	30	89	0,1	0,0		rot
Teltower Rübchen, frisch	150	63	12,6	11,6	grün	grün
Tempeh	20	30	0,4	0,4		grün
Teufelssauce	45	69	3,8	0,4	grün	gelb
Thousand Island Dressing	25	117	1,7	0,8		rot
Thunfisch	150	333	0,0	0,0		rot
Thunfisch gegart	150	380	0,0	0,0		rot
Thunfisch geräuchert	75	175	0,0	0,0		rot
Thunfisch in Öl, Konserve	60	133	0,0	0,0		rot
Thunfisch paniert	150	410	13,5	0,6	gelb	rot
Thunfisch vom Grill	200	522	2,8	0,5		rot
Thunfischsalat mit Mayonnaise	100	144	2,4	0,6		rot
Thunfischsteak gebraten	140	354	0,0	0,0		rot
Thüringer Rotwurst, fettarm	30	52	0,1	0,0		rot

Produktbezeichnung	Portion in g	kcal pro Portion	KH in g pro Portion	Sacc. in g pro Portion	GLYX-Faktor	Satt-faktor
Thüringer Rotwurst, Konserve	30	72	0,1	0,0		🔴⚪⚪
Thymian frisch	5	2	0,4	0,1	⚪🟢🟢	⚪🟢🟢
Thymian getrocknet	1	3	0,5	0,1	⚪🟢🟢	⚪🟢🟢
Tilsiter 20 % F.i.Tr.	30	63	0,0	0,0		🔴⚪⚪
Tilsiter 30 % F.i.Tr.	30	81	0,0	0,0		🔴⚪⚪
Tilsiter 45 % F.i.Tr.	30	106	0,0	0,0		🔴⚪⚪
Tintenfisch ganz, frittiert	180	130	3,3	0,0	⚪🟡⚪	🔴⚪⚪
Tintenfisch gegart	150	143	3,7	0,0	⚪🟡⚪	🔴⚪⚪
Tintenfisch im eigenen Saft	300	387	9,6	0,5	⚪🟡⚪	🔴⚪⚪
Tintenfisch in Öl, Konserve	60	88	1,1	0,0		🔴⚪⚪
Tintenfisch paniert	280	314	23,1	0,1	⚪🟡⚪	🔴⚪⚪
Toast Hawaii	110	283	21,3	2,1	⚪🟡⚪	🔴⚪⚪
Toast mit Spargel, Schinken und Käse	130	207	11,8	1,2	⚪🟡⚪	🔴⚪⚪
Toastbrot Vollkorn	30	72	12,9	0,5	⚪🟡⚪	⚪⚪🟢
Toastbrot weiß	30	76	14,3	0,4	🔴⚪⚪	⚪⚪🟡
Toastschnitten mit Schinkencreme	90	157	14,6	0,5	⚪🟡⚪	🔴⚪⚪
Toffees	5	22	3,6	3,6	⚪🟡⚪	🔴⚪⚪
Tofu fest	100	144	0,6	0,6		🔴⚪⚪
Tofu Seidentofu	100	52	0,4	0,4		🔴⚪⚪
Tokayer (Süßwein)	50	76	11,3	0,0	🔴⚪⚪	🔴⚪⚪
Tomate frisch	60	10	1,5	0,1	⚪⚪🟢	⚪⚪🟢
Tomate gegart	150	30	4,4	0,2	⚪⚪🟢	⚪⚪🟢
Tomaten, Konserve	150	23	3,0	0,1	⚪⚪🟢	⚪⚪🟢
Tomatenchutney	20	21	4,7	3,8	🔴⚪⚪	🔴⚪⚪
Tomatencremesuppe	300	198	8,5	2,4	⚪🟢⚪	⚪⚪🟡
Tomaten gefüllt mit Schafskäse und Oliven	250	300	5,1	0,3	⚪⚪🟢	🔴⚪⚪
Tomaten gefüllt mit Hack	250	315	13,1	0,5	⚪🟢⚪	🔴⚪⚪
Tomaten-Gurken-Salat mit Joghurtsauce	120	44	3,3	0,6	⚪⚪🟢	⚪🟡⚪
Tomaten-Thunfisch-Salat	100	144	2,9	0,7		🔴⚪⚪
Tomatengemüse mit Kräutern	250	95	7,3	0,5	⚪⚪🟢	🔴⚪⚪

Produktbezeichnung	Portion in g	kcal pro Portion	KH in g pro Portion	Sacc. in g pro Portion	GLYX-Faktor	Satt-faktor
Tomatenketchup	20	22	4,8	0,2	🔴⚪⚪	🔴⚪⚪
Tomatenmark	15	11	1,9	0,1	⚪⚪🟢	⚪⚪🟢
Tomatenpaprika	50	15	2,4	0,3	⚪⚪🟢	⚪⚪🟢
Tomatenpüree	15	11	1,9	0,1	⚪⚪🟢	⚪⚪🟢
Tomatenreis	250	308	34,1	0,3	⚪🟡⚪	🔴⚪⚪
Tomatensaft	200	30	4,2	0,2	⚪⚪🟢	🔴⚪⚪
Tomatensalat mit Dressing	130	73	4,6	1,3	⚪⚪🟢	⚪🟡⚪
Tomatensauce italienisch	60	45	3,8	0,8	⚪⚪🟢	⚪🟡⚪
Tomatensuppe gebunden	350	196	22,4	1,9	⚪🟡⚪	🔴⚪⚪
Tomatensuppe klar	300	75	1,8	0,0		🔴⚪⚪
Tomatensuppe mit Reis	350	291	20,8	0,3	⚪🟡⚪	🔴⚪⚪
Topfenpalatschinken	250	488	54,9	34,0	⚪🟡⚪	🔴⚪⚪
Topfenstrudel	250	540	74,8	16,2	⚪🟡⚪	🔴⚪⚪
Topinambur	200	62	8,0	2,0	⚪⚪🟢	⚪⚪🟢
Tortenboden aus Mürbeteig	120	611	69,3	25,0	⚪🟡⚪	🔴⚪⚪
Tortencremepulver Schokolade	2	8	1,8	0,0	🔴⚪⚪	🔴⚪⚪
Tortengusspulver	2	7	1,7	0,0	🔴⚪⚪	🔴⚪⚪
Trappistenkäse, 45 % F.i.Tr.	30	101	0,0	0,0		🔴⚪⚪
Traubenkernöl	12	105	0,0	0,0		🔴⚪⚪
Traubennektar (rot, weiß)	200	150	35,5	21,7	🔴⚪⚪	🔴⚪⚪
Traubensaft	200	140	31,1	3,5	🔴⚪⚪	🔴⚪⚪
Traubentorte aus Sandteig	120	186	26,0	8,1	⚪🟡⚪	🔴⚪⚪
Traubenzucker	5	20	5,0	0,0	🔴⚪⚪	🔴⚪⚪
Trockenhefe	1	3	0,3	0,0		⚪⚪🟢
Trüffeln frisch	100	48	7,4	0,2	⚪⚪🟢	⚪⚪🟢
Trüffeln getrocknet	5	7	1,1	0,0	⚪⚪🟢	⚪⚪🟢
Trüffeln, Konserve	100	46	6,8	0,2	⚪⚪🟢	⚪⚪🟢
Trüffelleberwurst	30	96	0,5	0,0		🔴⚪⚪
Trüffeltorte	100	371	48,5	34,7	⚪🟡⚪	🔴⚪⚪
Tutti frutti mit Flammeri	250	270	40,7	15,7	⚪🟡⚪	🔴⚪⚪
Tzatziki	150	72	4,5	0,1	⚪🟡⚪	🔴⚪⚪

Produktbezeichnung	Portion in g	kcal pro Portion	KH in g pro Portion	Sacc. in g pro Portion	GLYX-Faktor	Satt-faktor
V						
Vanillecreme	200	274	41,6	20,9	○ ● ●	● ○ ○
Vanilleeis	100	178	20,5	16,1	○ ● ●	● ○ ○
Vanilleeis mit heißen Himbeeren	200	228	27,4	19,0	○ ● ●	● ○ ○
Vanilleflammeri	250	310	43,6	19,3	○ ● ●	● ○ ○
Vanillekipferl	50	246	22,9	12,0	○ ● ●	● ○ ○
Vanillemürbchen	50	265	24,2	7,6	○ ● ●	● ○ ○
Vanillepudding	250	315	52,2	25,2	○ ● ●	○ ● ○
Vanillequarkspeise	250	310	49,0	31,6	● ○ ○	○ ● ○
Vanilleschote	1	3	0,6	0,1		○ ○ ●
Vanillesauce	60	58	6,9	3,8	○ ● ○	● ○ ○
Vanillesuppe	320	346	52,8	22,5	○ ● ○	● ○ ○
Vanillezucker	5	20	5,0	5,0	● ○ ○	● ○ ○
Vanillin natürlich/naturidentisch	1	0	0,0	0,0		● ○ ○
Vanillinzucker	5	20	5,0	5,0	○ ● ○	● ○ ○
Vegetarische Pastete	20	42	3,2	0,1	○ ○ ●	○ ● ○
Vegetarische Pastete mit Pilzen	25	48	3,8	0,0	○ ○ ●	○ ● ○
Vegetarische Ravioli	150	288	32,0	0,5	○ ● ○	○ ○ ●
Vegetarisches Gulasch	200	156	7,1	1,3	○ ○ ●	○ ○ ●
Vegetarisches Schmalz	20	146	0,8	0,1		● ○ ○
Venusmuscheln	100	77	5,9	0,0	○ ● ○	● ○ ○
Venusmuscheln, Konserve	65	49	3,8	0,0	○ ● ○	● ○ ○
Vogelbeeren frisch	125	124	25,4	0,5	○ ○ ●	○ ○ ●
Vogelbeere gegart	125	129	26,2	0,5	○ ○ ●	○ ○ ●
Vogelbeerkonfitüre	25	73	17,6	15,8	● ○ ○	● ○ ○
Vollkornbrot	50	94	18,8	0,3	○ ● ○	○ ○ ●
Vollkornbrot mit Leinsamen	50	98	18,0	0,3	○ ● ○	○ ○ ●
Vollkornbrot mit Ölsamen	50	102	18,3	0,3	○ ● ○	○ ○ ●
Vollkornbrot mit Sesam	50	102	18,2	0,3	○ ● ○	○ ○ ●
Vollkornbrötchen	60	133	26,0	0,3	○ ● ○	○ ○ ●
Vollkornbrötchen mit Rosinen	60	137	27,1	0,3	● ○ ○	○ ○ ●
Vollkornbrötchen mit Ölsamen	60	142	25,1	0,3	○ ● ○	○ ○ ●
Vollkornbrötchen mit Zwiebeln	60	129	25,2	0,3	○ ● ○	○ ○ ●

Produktbezeichnung	Portion in g	kcal pro Portion	KH in g pro Portion	Sacc. in g pro Portion	GLYX-Faktor	Satt-faktor
Vollkornkeks	50	236	25,9	0,3	⚪🟡⚪	⚪🟡⚪
Vollkornkeks mit Nüssen	50	244	19,7	0,7	⚪⚪🟢	⚪🟡⚪
Vollkornnudeln, gegart, mit Ei	125	174	32,6	0,3	⚪🟡⚪	⚪⚪🟢
Vollkornnudeln roh	60	194	36,4	0,4	⚪🟡⚪	⚪⚪🟢
Vollkornnudeln, roh, mit Ei	50	167	30,2	0,3	⚪🟡⚪	⚪⚪🟢
Vorzugsmilch	200	134	9,6	0,0	⚪🟡⚪	🔴⚪⚪

» W

Produktbezeichnung	Portion in g	kcal pro Portion	KH in g pro Portion	Sacc. in g pro Portion	GLYX-Faktor	Satt-faktor
Wacholder frisch	5	2	0,3	0,0		⚪⚪🟢
Wacholderschnaps	20	42	0,0	0,0		🔴⚪⚪
Wachsbohne frisch	150	48	8,3	0,5	⚪⚪🟢	⚪⚪🟢
Wachsbohne gegart	150	48	8,2	0,5	⚪🟡⚪	⚪⚪🟢
Wachsbohne gesäuert	50	8	1,3	0,1		⚪⚪🟢
Wachsbohnen, Konserve	150	39	6,5	0,4	⚪🟡⚪	⚪⚪🟢
Wachtel	150	263	0,0	0,0		🔴⚪⚪
Waffelkekse	50	277	20,8	7,1	⚪🟡⚪	🔴⚪⚪
Waffeln gebacken	150	632	47,5	15,6	⚪🟡⚪	🔴⚪⚪
Waldorfsalat mit Mayonnaise	100	101	7,2	2,3	⚪⚪🟢	⚪⚪🟢
Waldpilze	100	15	0,1	0,0		⚪⚪🟢
Walnüsse	20	131	2,1	1,4	🔴⚪⚪	🔴⚪⚪
Walnussöl	12	105	0,0	0,0		🔴⚪⚪
Wasserkastanie	60	38	8,4	1,7	⚪🟡⚪	⚪⚪🟢
Wassermelone	125	48	10,4	2,9	⚪🟡⚪	🔴⚪⚪
Weichkaramellen (Bonbons)	5	22	3,6	3,6	⚪🟡⚪	🔴⚪⚪
Weichkäse, 30 % F.i.Tr.	30	63	0,0	0,0		🔴⚪⚪
Weichkäse, 50 % F.i.Tr.	30	94	0,0	0,0		🔴⚪⚪
Weichkäse, 70 % F.i.Tr.	30	122	0,0	0,0		🔴⚪⚪
Weihnachtsgewürzmischung	1	3	0,5	0,1		⚪⚪🟢
Weinbrand	20	47	0,4	0,1		🔴⚪⚪
Weinbrandbohne	12	46	8,2	8,2	🔴⚪⚪	🔴⚪⚪
Weinbrandkirsche	12	40	7,3	7,0	🔴⚪⚪	🔴⚪⚪
Weincreme	200	292	32,7	22,4	⚪🟡⚪	🔴⚪⚪
Weingelee	250	340	76,0	75,2	🔴⚪⚪	🔴⚪⚪

Produktbezeichnung	Portion in g	kcal pro Portion	KH in g pro Portion	Sacc. in g pro Portion	GLYX-Faktor	Satt-faktor
Weingelee mit Ananas	250	273	50,7	48,8	🔴⚪⚪	🔴⚪⚪
Weingelee mit Früchten	250	265	53,4	47,0	🔴⚪⚪	🔴⚪⚪
Weinkäse 45 % F.i.Tr	30	87	0,0	0,0		🔴⚪⚪
Weinkäse 50 % F.i.Tr	30	93	0,0	0,0		🔴⚪⚪
Weinkäse 60 % F.i.Tr	30	113	0,0	0,0		🔴⚪⚪
Weinkraut geschmort	250	125	15,0	2,9	⚪⚪🟢	⚪⚪🟢
Weinsauce dunkel	60	113	9,6	8,1	⚪🟡⚪	🔴⚪⚪
Weinsauce hell	60	41	3,0	0,1	⚪🟡⚪	🔴⚪⚪
Weinsauerkraut	150	26	1,2	0,3	⚪⚪🟢	⚪⚪🟢
Weinschaumsauce	60	77	6,6	5,4	⚪🟡⚪	🔴⚪⚪
Weinschorle	200	74	2,6	0,0		🔴⚪⚪
Weinsuppe	300	99	22,4	11,5	🔴⚪⚪	⚪🟡⚪
Weintrauben frisch	125	89	19,5	0,5	⚪🟡⚪	⚪🟡⚪
Weißbrot	30	71	14,4	0,3	🔴⚪⚪	🔴⚪⚪
Weißbrot mit Ölsamen	30	75	13,9	0,3	🔴⚪⚪	🔴⚪⚪
Weißbrotwürfel geröstet	30	113	10,5	0,2	⚪🟡⚪	🔴⚪⚪
Weiße Bohnen in Tomatensauce	250	145	19,3	0,5	⚪🟡⚪	⚪⚪🟢
Weiße Rübe frisch	150	39	7,0	0,7	⚪🟡⚪	⚪⚪🟢
Weiße Rübe gegart	150	32	5,2	0,5	⚪🟡⚪	⚪⚪🟢
Weißherbst (Wein)	130	114	3,2	0,0	🔴⚪⚪	🔴⚪⚪
Weißkohl frisch	150	38	6,2	0,5	⚪⚪🟢	⚪⚪🟢
Weißkohl gegart	150	30	4,5	0,4	⚪⚪🟢	⚪⚪🟢
Weißkohl-Möhren-Salat mit Dressing	120	54	5,0	0,8	⚪⚪🟢	⚪⚪🟢
Weißkohlgemüse	200	162	8,1	0,7	⚪⚪🟢	⚪⚪🟢
Weißkohlsalat mit Joghurtsauce	150	33	4,6	0,4	⚪⚪🟢	⚪⚪🟢
Weißwein halbtrocken	130	96	3,4	0,0	🔴⚪⚪	🔴⚪⚪
Weißwein lieblich	130	127	7,7	0,0	🔴⚪⚪	🔴⚪⚪
Weißwein trocken	130	94	0,1	0,0		🔴⚪⚪
Weißwurst »Hannoversche«	150	266	0,7	0,1		🔴⚪⚪
Weißwurst, Münchner	125	338	0,4	0,0		🔴⚪⚪
Weizenvollkorn	40	125	24,4	0,2	⚪🟡⚪	⚪⚪🟢
Weizenvollkorn gegart	180	182	34,4	0,3	⚪🟡⚪	⚪⚪🟢
Weizenflocken	40	125	24,4	0,2	🔴⚪⚪	⚪⚪🟢

Produktbezeichnung	Portion in g	kcal pro Portion	KH in g pro Portion	Sacc. in g pro Portion	GLYX-Faktor	Satt-faktor
Weizenflocken Vollkorn	40	125	24,4	0,2	grün	grün
Weizengluten, Trockenprodukt	30	118	2,1	0,0		rot
Weizengrieß	40	130	27,6	0,3	rot	gelb
Weizengrieß gegart	180	52	11,0	0,1	rot	grün
Weizengrütze roh	40	130	27,6	0,3	rot	gelb
Weizenkeim	10	31	3,1	0,9	grün	grün
Weizenkeimöl	12	105	0,0	0,0		rot
Weizenkleie	5	9	0,9	0,1	grün	grün
Weizenmehl Type 405	10	34	7,1	0,0	rot	gelb
Weizenmehl Type 550	10	34	7,1	0,0	rot	gelb
Weizenmehl Type 1050	10	33	6,7	0,1	rot	gelb
Weizenmehl Type 1700	10	32	6,3	0,1	gelb	grün
Weizenmischbrot	45	99	20,2	0,2	rot	gelb
Weizenstärke	10	35	8,6	0,0	rot	rot
Weizentoastbrot	30	76	14,3	0,4	rot	gelb
Weizenvollkornbrot	50	106	20,7	0,2	gelb	grün
Welfencreme	250	400	54,8	39,6	gelb	rot
Wels gegart	180	193	0,0	0,0		rot
Welsfilet gegart	150	242	0,0	0,0		rot
Wermutwein lieblich	50	78	7,0	1,7	rot	rot
Wermutwein trocken	50	63	5,0	1,5	rot	rot
Whisky	20	50	0,0	0,0		rot
Wiener Apfelstrudel	150	260	37,8	12,1	gelb	gelb
Wiener Hörnchen	50	207	22,5	8,4	gelb	rot
Wiener Sandtorte	70	297	32,5	18,9	gelb	rot
Wiener Schnitzel	150	317	25,9	1,0	gelb	rot
Wiener Würstchen	70	213	0,1	0,0		rot
Wildente gegart	150	219	0,0	0,0		rot
Wildente mit Haut gegart	150	338	0,0	0,0		rot
Wildentenschenkel gegart	150	360	0,0	0,0		rot
Wildgulasch Hirsch, Konserve	150	144	2,1	0,1		rot
Wildkaninchen gegart	150	218	0,0	0,0		rot
Wildpastete Brotaufstrich	30	97	0,5	0,1		rot
Wildpilzmischung, Konserve	100	59	7,4	0,2	grün	rot

Produktbezeichnung	Portion in g	kcal pro Portion	KH in g pro Portion	Sacc. in g pro Portion	GLYX-Faktor	Satt-faktor
Wildragout mit Pfifferlingen	300	273	6,8	0,1	🟡⚪⚪	🟢⚪⚪
Wildragout mit Sauce	250	233	8,9	0,3	🟡⚪⚪	🔴⚪⚪
Wildschwein gebraten	125	181	0,0	0,0		🔴⚪⚪
Wildschweinkeule	125	136	0,0	0,0		🔴⚪⚪
Wildschwein-Schmorbraten	300	450	6,3	3,7	🟡⚪⚪	🔴⚪⚪
Wildsauce	60	44	3,8	0,3	⚪⚪🟢	🟡⚪⚪
Wilstermarschkäse, 45 % F.i.Tr.	30	96	0,0	0,0		🔴⚪⚪
Windbeutel	100	463	37,0	2,7	🟡⚪⚪	🔴⚪⚪
Windbeutel mit Sahne und Kirschen	100	315	26,7	8,2	🟡⚪⚪	🔴⚪⚪
Wirsingeintopf mit Räucherspeck	450	275	26,8	1,4	⚪⚪🟢	⚪⚪🟢
Wirsingeintopf mit Rindfleisch	450	225	18,7	1,4	⚪⚪🟢	⚪⚪🟢
Wirsingkohl frisch	150	39	3,6	0,9	⚪⚪🟢	⚪⚪🟢
Wirsingkohl gegart	150	33	2,6	0,6	⚪⚪🟢	⚪⚪🟢
Wirsingkohlgemüse gedünstet	250	103	6,7	1,4	⚪⚪🟢	⚪⚪🟢
Wirsingkohlgemüse in heller Sauce	250	98	7,5	1,0	⚪⚪🟢	⚪⚪🟢
Wodka	20	46	0,0	0,0		🔴⚪⚪
Worcestersauce	5	8	1,3	0,3		🔴⚪⚪
Würstchen fettarm	70	176	0,1	0,0		🔴⚪⚪
Würstchen, Konserve	70	193	0,1	0,0		🔴⚪⚪
Wurstsalat bayerisch	100	305	0,6	0,1		🔴⚪⚪
Wurstsalat mit Öl	100	281	1,0	0,2		🔴⚪⚪
Wurstsülze	30	68	0,0	0,0		🔴⚪⚪
Wurzelpetersilie frisch	150	56	8,1	4,0	⚪⚪🟢	⚪⚪🟢
Wurzelpetersilie gegart	150	47	6,1	3,0	⚪🟡⚪	⚪⚪🟢
Wurzelpetersilie getrocknet	25	57	8,1	4,0	⚪🟡⚪	⚪⚪🟢

» Y

Produktbezeichnung	Portion in g	kcal pro Portion	KH in g pro Portion	Sacc. in g pro Portion	GLYX-Faktor	Satt-faktor
Yamswurzel	200	202	44,8	0,3	⚪🟡⚪	⚪⚪🟢

» Z

Produktbezeichnung	Portion in g	kcal pro Portion	KH in g pro Portion	Sacc. in g pro Portion	GLYX-Faktor	Satt-faktor
Zander gegart	180	83	0,0	0,0		🔴⚪⚪
Zander »Müllerin Art«	200	424	6,6	1,1	⚪🟡⚪	🔴⚪⚪

Produktbezeichnung	Portion in g	kcal pro Portion	KH in g pro Portion	Sacc. in g pro Portion	GLYX-Faktor	Satt-faktor
Zanderfilet	150	126	0,0	0,0		🔴
Zanderfilet gegart	150	144	0,0	0,0		🔴
Zanderfilet paniert	200	340	18,9	0,8	🟡	🔴
Zartbitter-Schokolade	20	99	8,8	8,6	🟢	🟢
Zichorienkaffee-Getränk	125	4	0,9	0,0	🟢	🔴
Zichorienkaffee, Trockenpulver	3	10	2,1	0,1	🟢	🟢
Ziegenfleisch gegart	150	287	0,0	0,0		🔴
Ziegenmilch	150	104	6,6	0,0	🟡	🔴
Zigeuner-Grillsauce	20	12	1,7	0,1	🟢	🟢
Zimt	1	3	0,6	0,1	🟢	🟢
Zimtsterne	15	68	6,6	6,5	🟡	🟡
Zitronat	5	15	3,5	3,2	🔴	🔴
Zitrone kandiert	25	66	15,6	10,1	🔴	🔴
Zitrone frisch	125	70	10,1	1,3	🟢	🟢
Zitronencreme	200	440	70,6	61,2	🟡	🔴
Zitroneneis	100	134	31,3	30,2	🔴	🔴
Zitronenessenz	1	0	0,0	0,0		🔴
Zitronenkuchen, Fertigteigmischung	60	311	29,6	0,1	🟡	🔴
Zitronenlimonade	200	58	14,0	0,6	🔴	🔴
Zitronenmarinade	45	148	2,8	2,0		🔴
Zitronenmelisse frisch	5	2	0,3	0,0	🟢	🟢
Zitronenmelisse getrocknet	1	3	0,3	0,1	🟢	🟢
Zitronensaft	200	200	39,7	29,7	🔴	🔴
Zitronenschale	5	4	0,8	0,2	🟢	🟢
Zitronensorbet	75	106	23,9	22,6	🔴	🔴
Zitronenspeise	200	264	45,0	23,6	🟡	🔴
Zucchini frisch	150	29	3,1	0,5	🟢	🟢
Zucchini gegart	150	29	3,1	0,5	🟢	🟢
Zucchinischeiben paniert	200	236	10,4	0,5	🟡	🔴
Zucker braun (Rohrzucker)	5	20	4,9	4,8	🟡	🔴
Zucker weiß	5	20	5,0	5,0	🟡	🔴
Zuckererbsen	150	89	15,0	6,0	🟡	🟢

Produktbezeichnung	Portion in g	kcal pro Portion	KH in g pro Portion	Sacc. in g pro Portion	GLYX-Faktor	Satt-faktor
Zuckererbsen in Butter geschwenkt	250	245	25,3	12,6	🟢⚪⚪	⚪⚪🟢
Zuckerguss	15	51	12,5	12,5	⚪🟡⚪	🔴⚪⚪
Zuckerkuchen aus Hefeteig	100	360	48,1	16,2	⚪🟡⚪	🔴⚪⚪
Zungenblutwurst	30	88	0,4	0,2		🔴⚪⚪
Zungenwurst hell	30	80	0,2	0,1		🔴⚪⚪
Zwetschgen frisch	35	15	3,1	0,9	🟢⚪⚪	⚪⚪🟢
Zwetschgen getrocknet	25	63	12,8	3,6	⚪🟡⚪	⚪⚪🟢
Zwetschgen gegart	125	58	11,5	3,3	⚪🟡⚪	⚪⚪🟢
Zwetschgen, Konserve	125	99	22,2	18,1	⚪🟡⚪	⚪⚪🟢
Zwetschgenknödel mit Zucker und Zimt	200	374	53,7	20,3	🟢⚪⚪	🔴⚪⚪
Zwetschgenkonfitüre	25	68	16,6	16,0	🔴⚪⚪	⚪⚪⚪
Zwetschgenkuchen aus Hefeteig	150	212	27,3	7,8	⚪🟡⚪	⚪🟡⚪
Zwetschgenkuchen aus Mürbeteig	100	252	42,0	5,4	⚪🟡⚪	⚪🟡⚪
Zwetschgennektar	200	108	25,6	22,2	🔴⚪⚪	🔴⚪⚪
Zwetschgensaft	200	92	18,9	7,3	🔴⚪⚪	⚪🟡⚪
Zwetschgenwasser (Schnaps)	20	48	0,0	0,0		🔴⚪⚪
Zwieback	10	37	7,1	0,0	🔴⚪⚪	⚪🟡⚪
Zwiebel frisch	30	8	1,5	0,3	⚪⚪🟢	⚪⚪🟢
Zwiebel gefüllt mit Sauce	300	180	14,6	2,2	🟢⚪⚪	⚪⚪🟢
Zwiebel gegart	30	7	1,2	0,2	⚪⚪🟢	⚪⚪🟢
Zwiebel geröstet	50	48	5,1	0,5	🟢⚪⚪	⚪⚪🟢
Zwiebel gesäuert	30	5	0,7	0,1	⚪⚪🟢	⚪⚪🟢
Zwiebel getrocknet	25	73	12,7	2,5	⚪🟡⚪	⚪⚪🟢
Zwiebel überbacken	100	103	4,5	0,6	🟢⚪⚪	⚪🟡⚪
Zwiebelbrot	30	68	14,0	0,3	🔴⚪⚪	⚪🟡⚪
Zwiebelbrötchen	45	108	22,1	0,4	🔴⚪⚪	⚪🟡⚪
Zwiebelfleisch mit Sauce	400	472	6,8	0,6	⚪🟢⚪	🔴⚪⚪
Zwiebelgemüse mit Sahne	50	30	2,3	0,4	⚪⚪🟢	⚪⚪🟢
Zwiebelgemüse mit Speck	50	17	2,6	0,4	⚪⚪🟢	⚪⚪🟢
Zwiebelkuchen	250	493	28,4	1,2	⚪🟡⚪	🔴⚪⚪
Zwiebelleberwurst	30	99	0,2	0,0		🔴⚪⚪

Produktbezeichnung	Portion in g	kcal pro Portion	KH in g pro Portion	Sacc. in g pro Portion	GLYX-Faktor	Satt-faktor
Zwiebelpulver	1	3	0,5	0,1	○ ○ ●	○ ○ ●
Zwiebelsauce	60	38	3,0	0,2	○ ● ○	● ○ ○
Zwiebelsuppe klar	300	234	12,6	1,5	○ ○ ●	○ ● ○
Zwiebelwurst	30	80	0,6	0,1		● ○ ○
Zwiebelwürze flüssig	20	17	1,5	0,0		○ ○ ●

Service

Wichtige Institutionen und Internetadressen

Deutsches Kompetenzzentrum Gesundheitsförderung und Diätetik e.V.
www.dkgd.de

Deutsche Diabetes Gesellschaft e.V.
www.deutsche-diabetes-gesellschaft.de

Deutsche Adipositas Gesellschaft e.V.
www.deutsche-adipositas-gesellschaft.de

Kompetenznetz Adipositas
www.kompetenznetz-adipositas.de

Deutsche Gesellschaft für Ernährung e.V. (DGE)
www.dge.de

Verband der Diätassistenten
www.vdd.de

AID Infodienst für Ernährung, Landwirtschaft und Verbraucherschutz
www.aid.de

Bundeszentrale für gesundheitliche Aufklärung
www.bzga.de

QUIRIS HEALTHCARE
www.quiris.de

slimcoach – gesund abnehmen
www.slimcoach.de

Kontakt Sven-David Müller

Wenn Sie Fragen, Kritik oder Anregungen haben, schreiben Sie mir gerne.

Dr. h.c. Sven-David Müller, MSc.
Zentrum und Praxis für Ernährungskommunikation,

Diätberatung und Gesundheitspublizistik (ZEK)
Ostheimer Straße 27d
61130 Nidderau

www.svendavidmueller.de

info@svendavidmueller.de

Weitere Bücher von Sven-David Müller

Cholesterin- und Fett-Ampel, 2011 TRIAS Verlag, Stuttgart
Das Abnehm-Kochbuch, 2010 Horn Verlag, Bruchsal
Das Kalorien-Nährwert-Lexikon, 2004 Schlütersche Verlagsgesellschaft, Hannover
Diabetes-Ampel, 2011 TRIAS Verlag, Stuttgart
Die Müller-Diät, 2008 Schlütersche Verlagsgesellschaft, Hannover
Gicht-Ampel, 2012 TRIAS Verlag, Stuttgart
Kalorien-Ampel, 2011 TRIAS Verlag, Stuttgart
Rheuma-Ampel, 2011 TRIAS Verlag, Stuttgart
Salz-Ampel, 2014 TRIAS Verlag, Stuttgart
Wir essen uns schlank, 2013 Mainz Verlag
Die 50 besten Blutzucker-Killer, 2011 TRIAS Verlag
Die 50 besten Cholesterin-Killer, 2012 TRIAS Verlag

Liebe Leserin, lieber Leser,

hat Ihnen dieses Buch weitergeholfen? Für Anregungen, Kritik, aber auch für Lob sind wir offen. So können wir in Zukunft noch besser auf Ihre Wünsche eingehen. Schreiben Sie uns, denn Ihre Meinung zählt!

Ihr TRIAS Verlag

E-Mail Leserservice
kundenservice@
trias-verlag.de

Lektorat TRIAS Verlag
Postfach 30 05 04
70445 Stuttgart
Fax: 0711 89 31-748

Wenig Kohlenhydrate – viel abnehmen

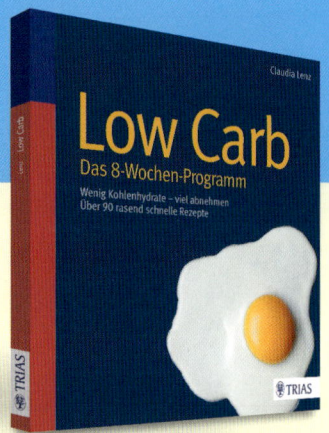

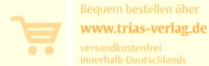

Bequem bestellen über
www.trias-verlag.de
versandkostenfrei
innerhalb Deutschlands

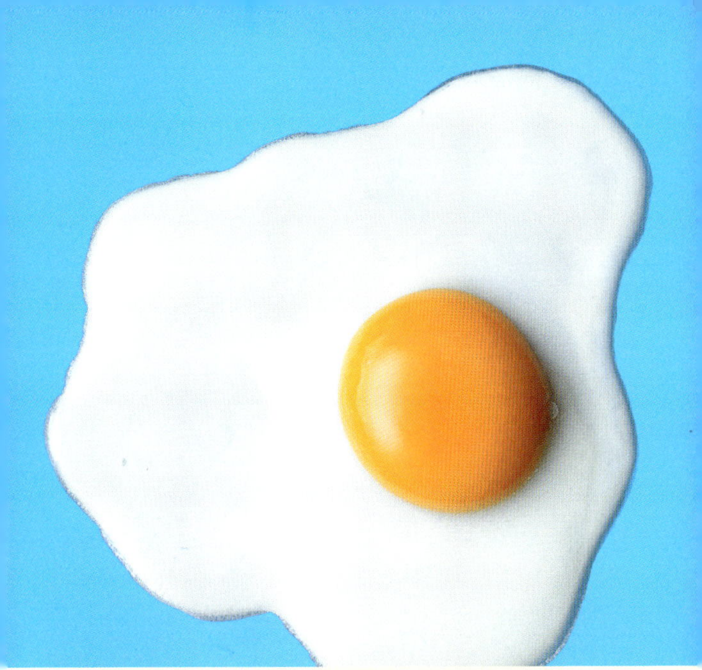

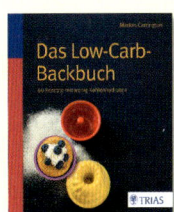

Marion Carrington
Das Low-Carb-Backbuch
€ 12,99 [D]
ISBN 978-3-8304-6896-7

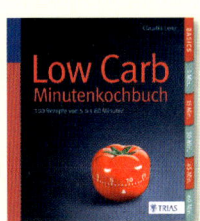

Claudia Lenz
Low Carb Minutenkochbuch
€ 17,99 [D]
ISBN 978-3-8304-8001-3

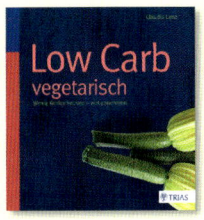

Claudia Lenz
Low Carb vegetarisch
€ 17,99 [D]
ISBN 978-3-8304-8119-5

Wissen, was gut tut.   TRIAS

Bibliografische Information der Deutschen Nationalbibliothek
Die Deutsche Nationalbibliothek verzeichnet diese Publikation in der Deutschen Nationalbibliografie; detaillierte bibliografische Daten sind im Internet über http://dnb.d-nb.de abrufbar.

Programmplanung: Uta Spieldiener
Redaktion: Isabel Lück, Stuttgart
Bildredaktion: Christoph Frick
Umschlaggestaltung und Layout: CYCLUS Visuelle Kommunikation, Stuttgart

Bildnachweis:
Umschlagfoto vorn: Stockfood
Fotos im Innenteil: S. 4: Fotolia; S. 10/11, 46/47: Chris Meier, Stuttgart

1. Auflage 2015

© 2015 TRIAS Verlag in MVS Medizinverlage Stuttgart GmbH & Co. KG
Oswald-Hesse-Straße 50, 70469 Stuttgart

Printed in Germany

Satz und Repro: Fotosatz H. Buck, Kumhausen
Gesetzt in: Adobe InDesign CS6
Druck: AZ Druck und Datentechnik GmbH, Kempten

Gedruckt auf chlorfrei gebleichtem Papier

ISBN 978-3-8304-8160-7

Auch erhältlich als E-Book:
eISBN (PDF) 978-3-8304-8161-4
eISBN (ePub) 978-3-8304-8162-1

1 2 3 4 5 6

Wichtiger Hinweis: Wie jede Wissenschaft ist die Medizin ständigen Entwicklungen unterworfen. Forschung und klinische Erfahrung erweitern unsere Erkenntnisse. Ganz besonders gilt das für die Behandlung und die medikamentöse Therapie. Bei allen in diesem Werk erwähnten Dosierungen oder Applikationen, bei Rezepten und Übungsanleitungen, bei Empfehlungen und Tipps dürfen Sie darauf vertrauen: Autoren, Herausgeber und Verlag haben große Sorgfalt darauf verwandt, dass diese Angaben dem Wissensstand bei Fertigstellung des Werkes entsprechen. Rezepte werden gekocht und ausprobiert. Übungen und Übungsreihen haben sich in der Praxis erfolgreich bewährt.
Eine Garantie kann jedoch nicht übernommen werden. Eine Haftung des Autors, des Verlags oder seiner Beauftragten für Personen-, Sach- oder Vermögensschäden ist ausgeschlossen.
Geschützte Warennamen (Warenzeichen) werden nicht besonders kenntlich gemacht. Aus dem Fehlen eines solchen Hinweises kann also nicht geschlossen werden, dass es sich um einen freien Warennamen handelt.
Das Werk, einschließlich aller seiner Teile, ist urheberrechtlich geschützt. Jede Verwertung außerhalb der engen Grenzen des Urheberrechtsgesetzes ist ohne Zustimmung des Verlags unzulässig und strafbar. Das gilt insbesondere für Vervielfältigungen, Übersetzungen, Mikroverfilmungen und die Einspeicherung und Verarbeitung in elektronischen Systemen.

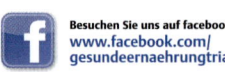
Besuchen Sie uns auf facebook!
www.facebook.com/gesundeernaehrungtrias